Alisha Bele

Aconselhamento em odontopediatria

Alisha Bele

Aconselhamento em odontopediatria

Uma abordagem abrangente para uma boca saudável

ScienciaScripts

Cover image: www.ingimage.com

This book is a translation from the original published under ISBN 978-620-8-41736-9.

Publisher:
Sciencia Scripts
is a trademark of
Dodo Books Indian Ocean Ltd. and OmniScriptum S.R.L publishing group

120 High Road, East Finchley, London, N2 9ED, United Kingdom
Str. Armeneasca 28/1, office 1, Chisinau MD-2012, Republic of Moldova, Europe
Managing Directors: Ieva Konstantinova, Victoria Ursu
info@omniscriptum.com

Printed at: see last page
ISBN: 978-620-8-55402-6

Índice

1. INTRODUÇÃO

Antecedentes:

Melhorar a saúde oral de um paciente requer uma abordagem abrangente, em que haja uma integração dos conhecimentos teóricos e dos aspectos práticos. Quando se trata de pacientes pediátricos, é necessária uma intervenção profissional muito precoce com base em factores holísticos, incluindo factores nutricionais, psicossociais e de estilo de vida, tanto para a mãe como para a criança.

Porque é que é necessário o aconselhamento?

Sendo a gravidez um estado fisiológico dinâmico, a mulher em gestação sofre várias alterações fisiológicas, anatómicas e hormonais com impacto na saúde geral e oral da criança. Devido às alterações transitórias, a qualidade de vida relacionada com a saúde oral requer atenção.

Os novos pais devem ser orientados sobre a importância da saúde oral na infância, práticas de alimentação, marcos de crescimento e desenvolvimento da criança, suscetibilidade à cárie em bebés, transmissão bacteriana vertical, prevenção da cárie e de lesões e células estaminais na medicina dentária interdisciplinar e respectiva banca. É necessário dar ênfase ao facto de os hábitos adversos da mãe ou, mais tarde, da criança, terem consequências para a saúde oral. Os pais devem ser informados de que as crianças especiais requerem abordagens especiais e modificáveis, mas com base nos mesmos critérios que os pacientes pediátricos normais, no que diz respeito à sua gestão dentária.

Sendo a gravidez e a paternidade duas experiências novas, o aconselhamento pode ajudá-los a orientarem-se e será do interesse da criança.

Conclusão:

O objetivo final é armar bem a potencial mãe e, mais tarde, os pais, através de uma orientação antecipatória. O objetivo é uma comunicação eficaz que ajude os prestadores de cuidados a autogerirem as preocupações orais de uma criança, bem como a estabelecerem um protocolo de gestão da saúde oral adequado à idade.

2. GRAVIDEZ

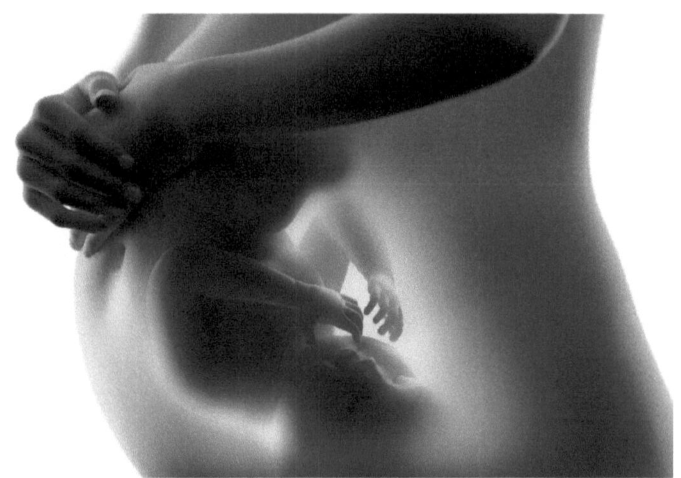

2.1- Alterações sistémicas durante a gravidez

Uma gravidez saudável provoca grandes alterações na fisiologia, na anatomia e nos sistemas metabólicos do corpo da mulher, incluindo alterações nos sistemas cardiovascular, gastrointestinal e respiratório. Esta situação está também associada a alterações na cavidade oral e, consequentemente, a um risco elevado de infecções orais. Estas alterações são geralmente fisiológicas, mas qualquer dentista que preste cuidados de saúde oral e prescreva receitas para estas doentes deve ter em conta estas alterações e efetuar as modificações de tratamento necessárias.

A progesterona aumenta 30 vezes, enquanto o estrogénio aumenta 10 vezes. Uma alteração da flora oral e a estimulação das enzimas microssomais hepáticas provocadas por níveis mais elevados de progesterona resultam num metabolismo mais rápido de alguns medicamentos.[2]

- **Alterações cardiovasculares**[3]
  - ✓ Aumento do volume plasmático, resultando num aumento do volume sanguíneo em média de 50% [4,5]
  - ✓ Aumento do débito cardíaco
  - ✓ Aumento do ritmo cardíaco
  - ✓ Sopro de ejeção sistólico benigno - devido ao aumento do fluxo sanguíneo para as válvulas aórtica e pulmonar
  - ✓ Suscetibilidade à hipotensão postural
  - ✓ Diminuição do débito cardíaco, do retorno venoso e do fluxo sanguíneo uteroplacentário devido ao aumento da pressão na aorta e na veia cava devido ao aumento do tamanho do útero
  - ✓ Síndrome hipotensivo em decúbito dorsal

  Alterações necessárias durante o tratamento dentário:

  - ✓ A posição da cadeira dentária deve ser alterada muito lentamente para vertical em vez de reclinada
  - ✓ Manobra para restabelecer a permeabilidade aortocaval: O doente deve ser virado para o lado esquerdo, colocando um apoio, por exemplo uma almofada, para elevar a anca direita cerca de 15 graus [6]
- **Alterações gastrointestinais** [3]

- ✓ diminuição do tónus do esófago inferior e da motilidade gástrica e intestinal devido ao aumento dos níveis de progesterona
- ✓ Maior sensibilidade do reflexo de vómito
- ✓ Aumento do refluxo gástrico
- ✓ Aumento da pressão intragástrica devido ao aumento do tamanho do útero
- ✓ Ptyalism

Alterações necessárias durante o tratamento dentário:

- ✓ A posição da cadeira dentária deve ser alterada muito lentamente para vertical em vez de reclinada
- ✓ Alterações alimentares como a redução do consumo de hidratos de carbono complexos para manter a secreção de saliva controlada[7]
- ✓ As consultas matinais devem ser evitadas para as grávidas com hiperemese gravídica (vómitos excessivos e incontrolados)[8,9]
- ✓ O procedimento deve ser interrompido imediatamente em caso de vómitos e o paciente deve ser colocado de novo na posição vertical[8,9]

- **Alterações respiratórias**[3]
  - ✓ Edema, congestão nasal e suscetibilidade a epistaxes devido a capilares ingurgitados na mucosa da nasofaringe devido ao aumento dos níveis de estrogénios[7]
  - ✓ Tendência para respirar pela boca devido à dificuldade de respiração nasal[10]

Alterações necessárias durante o tratamento dentário:

- ✓ Medidas de controlo precoce da cárie para pacientes com elevado índice de cárie, uma vez que a dentição se torna mais suscetível à cárie devido à tendência para a respiração bucal.

- **Alterações renais**[11]
  - ✓ Aumento do fluxo plasmático renal e da taxa de filtração glomerular em cerca de 50%.
  - ✓ Aumento da frequência do fluxo renal e diminuição da capacidade da bexiga devido à expansão uterina.

✓ Noctúria.

Alterações necessárias durante o tratamento dentário:

✓ Pouco antes de iniciar o procedimento dentário, é aconselhável pedir ao doente para urinar.

- **Alteração endócrina** [12]
  ✓ Verifica-se um aumento dos níveis de estrogénio, progesterona e gonadotropina humana, juntamente com um aumento dos níveis de tiroxina, esteróides e insulina.
  ✓ O aumento dos níveis das hormonas estrogénio e progesterona, que são antagonistas da insulina, causa resistência à insulina. Consequentemente, as doentes grávidas têm níveis de insulina mais elevados. Cerca de 45% das mulheres não conseguem produzir insulina suficiente para contrariar esta atividade antagonista, o que leva ao desenvolvimento de diabetes gestacional.
- **Alterações hematológicas** [13,14]
  ✓ A contagem de glóbulos vermelhos, a contagem de glóbulos brancos, a taxa de sedimentação de eritrócitos e os níveis de hemoglobina aumentaram.
  ✓ A leucocitose é causada por níveis elevados de catecolaminas e cortisol circulantes.
  ✓ Aumento de todos os factores de coagulação, com exceção dos factores XI e XIII (fator anti-coagulação).
  ✓ Aumento do risco de tromboembolismo na gravidez.
  ✓ Numa mulher Rho-negativa que carrega um feto Rho-positivo, a hipótese de isoimunização é aumentada pela proximidade das circulações fetal e materna.
- **Medidas de precaução adicionais**[(3]
  ✓ O conforto e a sensação de bem-estar dos pacientes devem ser ajudados pela consciência e preocupação reconhecidas do pessoal dentário, bem como pelos seus melhores esforços para gerir o ambiente do consultório.
  ✓ Evitar sabores ou odores desagradáveis, uma vez que podem provocar náuseas graves, engasgamento ou mesmo vómitos,

devido ao aumento da sensibilidade ao paladar, ao olfato e à temperatura ambiente.

- ✓ Prevenir o desmaio por hipoglicemia, aconselhando o doente a tomar um lanche rico em proteínas e hidratos de carbono complexos antes da consulta.
- ✓ Os doentes devem ser aconselhados a beber muita água.
- ✓ O tempo de presidência deve ser o mais curto possível.
- ✓ A destartarização coronal, o polimento e o alisamento radicular podem ser efectuados sempre que necessário.
- ✓ Apenas durante o segundo e terceiro trimestres de gravidez devem ser efectuados procedimentos de medicina dentária geral.
- ✓ Os tratamentos electivos de grande envergadura devem ser adiados para depois do parto.

TABLE 1:*Scheduling of Dental treatment during pregnancy (Little and Falace)*

First Trimester	Second Trimester	Third Trimester
▪ Plaque control ▪ Oral hygiene instruction ▪ Scaling, polishing, curettage ▪ Avoid elective treatment ▪ Emergency care only	▪ Plaque control ▪ Oral hygiene instruction ▪ Scaling, polishing,curettage ▪ Routine dental care	▪ Plaque control ▪ Oral hygiene instruction ▪ Scaling,polishing,curettage ▪ Routine dental care ▪ After middle of third trimester elective care should be avoided

2.2- Medicamentos utilizados em pacientes grávidas

É fundamental que os dentistas compreendam as alterações que ocorrem durante a gravidez e o seu impacto dramático nas caraterísticas farmacocinéticas dos medicamentos na gravidez, de modo a maximizar a saúde da mãe e do feto. Podem ser necessárias precauções especiais durante o tratamento de uma doente grávida. Considera-se que todos os medicamentos podem atravessar a placenta durante a gravidez e ter um impacto no feto em crescimento[15]. As possíveis consequências teratogénicas prejudiciais que alguns medicamentos podem apresentar são a preocupação partilhada pela maioria dos profissionais[15].

Este capítulo vai ajudar-nos a rever as diretrizes mais recentes para a utilização dos fármacos que os dentistas mais frequentemente prescrevem, incluindo sedativos, analgésicos, antimicrobianos e anestésicos locais.

- **Alterações fisiológicas normais no metabolismo dos medicamentos durante a gravidez**[16-21]

1. **Absorção**

   O aumento do esvaziamento gástrico pode provocar uma absorção reduzida.

   A diminuição da motilidade gástrica pode provocar um aumento da absorção.

2. **Distribuição**

   O aumento do tecido adiposo pode diminuir o volume de distribuição.

   O aumento do volume plasmático pode reduzir o volume de distribuição.

   A diminuição da albumina pode aumentar a concentração do fármaco livre.

3. **Biotransformação**

   Uma fonte significativa de variação na farmacocinética e na reatividade dos medicamentos são os citocromos P450 (CYP).

   Algumas enzimas do CYP P450 são induzidas, o que pode causar um aumento do metabolismo, por exemplo, CYP 2A6, CYP 2D6, CYP 2C9, CYP 3A4.

Algumas enzimas do CYP P450 são inibidas, o que pode causar uma diminuição do metabolismo, por exemplo, CYP 1A2, CYP 2C19.

Redução da atividade da colinesterase.

4. **Excreção**

O aumento do fluxo sanguíneo renal provoca um aumento da depuração dos medicamentos.

O aumento da taxa de filtração glomerular também pode causar uma depuração mais rápida do medicamento.

Categorias de risco para medicamentos durante a gravidez, conforme determinado pela Food and Drug Administration (FDA) dos EUA [15, 21 - 25]

Tabela 2:

CATEGORIA	EVIDÊNCIA
Categoria A	Os estudos efectuados em mulheres grávidas, adequados e bem controlados, não revelaram um aumento do risco de malformações fetais.
Categoria B	Não existem ensaios controlados em mulheres grávidas, mas os estudos de reprodução animal indicaram um efeito negativo ou os estudos de reprodução animal não revelaram qualquer risco para o feto.
Categoria C	A investigação em animais revelou efeitos nocivos no feto, mas não foram efectuados estudos controlados em mulheres. Em alternativa, não estão disponíveis estudos em seres humanos e animais. A medicação só deve ser administrada se o benefício potencial for superior ao risco potencial para o feto.
Categoria D	Embora existam provas que sugerem um risco para os fetos humanos, as vantagens da utilização em mulheres grávidas podem ser superiores ao perigo.
Categoria X	O risco de utilização do medicamento durante a gravidez é claramente superior a qualquer benefício potencial, uma vez que os estudos efectuados em animais ou seres humanos revelaram anomalias fetais, ou existem provas de risco fetal com base na experiência humana, ou ambos. As mulheres grávidas ou potencialmente grávidas não devem tomar o medicamento.

Frequentemente, a dosagem, a duração da prescrição e a frequência com que são tomados devem ser alteradas para os medicamentos fornecidos a pacientes grávidas.

Anestésicos locais

Pensa-se que, em média, um dentista administra quase 1700 cartuchos de anestésicos locais por ano, o que nos diz que é considerado um dos agentes farmacêuticos mais frequentemente administrados na prática dentária[26,27]

Se for efectuada uma aspiração completa para reduzir a possibilidade de injeção intravascular, os anestésicos locais administrados com adrenalina são considerados seguros durante a gravidez[20,28]

Tabela 3: Anestésicos locais utilizados em pacientes grávidas[15,18,20,22,29]

Agente (Anestésico local injetável)	**Categoria FDA**	**Segurança em pacientes grávidas**
Articaína	C	Sim
Lignocaína	B	Sim
Bupivacaína	C	Sim
Mepivacaína	C	Sim
Prilocaína	B	Sim

Quadro 4:

Agente (Anestésico local tópico)	**Categoria FDA**	**Segurança em pacientes grávidas**
Lignocaína	B	Sim
Benzocaína	C	Com precaução
Tetracaína	C	Com precaução

Analgésicos

Se for necessário um alívio sintomático, deve ser utilizado um analgésico como terapia adicional.

Recomendações gerais:

- ✓ Para Paracetamol[20,15,22,30]
  O paracetamol é o analgésico de eleição na grávida saudável. Utilizar uma dose de 500-1.000 mg de 4 em 4 horas até um máximo de 4 gramas por dia.
- ✓ Para os AINEs[29]
  No primeiro e segundo trimestres, os AINEs podem ser utilizados com precaução, enquanto que no terceiro trimestre devem ser evitados. Aconselha-se a utilização da dose eficaz mais baixa de AINEs durante o menor período de tempo possível se estes forem utilizados por uma doente grávida.

- ✓ Para opiáceos[15,22]
  Os analgésicos opiáceos podem ser prescritos com precaução à grávida dentária, sendo aconselhável uma dose baixa e uma duração breve.

Tabela 5:

Agente (Analgésicos)	**Categoria FDA**	**Segurança em pacientes grávidas**
Paracetamol	B	Sim
Aspirina	C/D	Não utilizar no 3.°trimestre
Flurbiprofeno	C/D	Não utilizar no 3.°trimestre
Ibuprofeno	B/D	Não utilizar no 3.°trimestre
Cetorolac	B/D	Não utilizar no 3.°trimestre
Cetoprofeno	B/D	Não utilizar no 3.°trimestre
Naproxeno	B/D	Não utilizar no 3.°trimestre
Codeína	C	Utilizar com precaução (dose baixa)
Oxycodone	B	Sim (dose baixa, curta duração)
Meperidina	B	Sim (dose baixa, curta duração)

Antimicrobianos

Os antimicrobianos utilizados em medicina dentária são seguros para utilização durante a gravidez. Um antibiótico será administrado a cerca de uma em cada quatro mulheres grávidas, constituindo quase 80% de todos os medicamentos prescritos para mulheres grávidas[31].

Tabela 6:

Agente (Antimicrobianos)	**Categoria FDA**	**Segurança em pacientes grávidas**
Penicilina	B	Sim
Amoxicilina	B	Sim
Amoxicilina + ácido clavulânico	B	Sim
Eritromicina	B (não utilizar a forma de estolato)	Sim
Clindamicina	B	Sim
Claritromicina	C	Com precaução
Azitromicina	B	Sim
Tetraciclina	D	Não
Doxiciclina	D	Não
Metronidazol	B	Com precaução
Nistatina	B	Sim
Cetoconazol	C	Com precaução
Fluconazol	C	Com precaução
Gluconato de clorexidina	B	Sim

Sedativos

Os procedimentos dentários que requerem anestesia podem causar preocupação e ansiedade no paciente expetante e, por conseguinte, podem exigir sedação. A sedação pode ser considerada para reduzir os riscos de stress injustificado se a preocupação for suficientemente grave.

Tabela 7:

Agente	**Categoria FDA**	**Segurança em pacientes grávidas**
Óxido nitroso	Não classificado	Com precaução
Diazepam	D	Com precaução
Lorazepam	D	Com precaução
Triazolam	X	Com precaução
Midazolam	D	Com precaução
Hidroxizina	C	Com precaução

É fundamental recordar que a eliminação da origem da dor ou da infeção de um doente deve ser o primeiro passo para o seu tratamento. Os dentistas devem ponderar cuidadosamente os perigos e as vantagens da prescrição ou administração de qualquer medicação a uma doente grávida e iniciar o tratamento em conformidade.

3. CONSIDERAÇÕES PRÉ-NATAIS

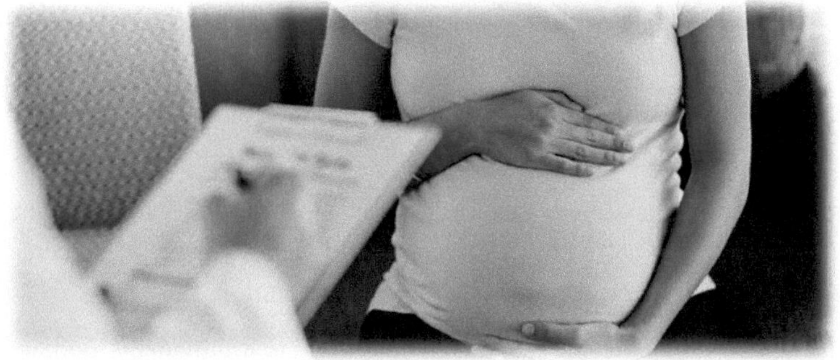

3.1- Condições de saúde oral durante a gravidez

Gengivite na gravidez

A gengiva da maioria das mulheres incha e sangra mais rapidamente durante a gravidez devido a uma maior reação inflamatória à placa dentária.

A lavagem com água salgada pode reduzir a irritação.

O terceiro trimestre é normalmente a altura em que a gengivite da gravidez aumenta.

As mulheres grávidas que já têm gengivite são mais susceptíveis de sofrer um agravamento da condição.

Lesões gengivais orais benignas (granuloma piogénico, granuloma gravídico, epúlide da gravidez)

Uma lesão altamente vascularizada, hiperplásica, frequentemente pedunculada, com até 2 cm de diâmetro, pode desenvolver-se em cerca de 5% das gravidezes, principalmente na gengiva anterior.

Estas lesões desaparecem frequentemente durante a gravidez e podem ser causadas por uma resposta inflamatória a infecções orais que está aumentada.

A excisão é uma necessidade pouco comum, mas possível em casos de desconforto extremo, hemorragia ou interferência.

Mobilidade dos dentes

Durante a gravidez, os ligamentos e o osso que suportam os dentes podem ficar momentaneamente mais frouxos, levando a uma maior mobilidade dos dentes.

A menos que existam outros problemas, a perda de dentes não é normalmente um problema.

Erosão dentária

O aumento da exposição ao ácido gástrico devido aos vómitos provocados pelos enjoos matinais, hiperemese gravídica ou reflexo gástrico no final da gravidez pode tornar a erosão do esmalte dentário mais frequente. A lavagem com uma solução de bicarbonato de sódio pode ajudar a equilibrar o ácido resultante.

Cáries dentárias

O aumento da exposição ao ácido gástrico devido aos vómitos provocados pelos enjoos matinais, hiperemese gravídica ou reflexo gástrico no final da gravidez pode tornar a erosão do esmalte dentário mais frequente. A lavagem com uma solução de bicarbonato de sódio pode ajudar a equilibrar o ácido resultante.

Periodontite

A gengivite não tratada pode levar ao desenvolvimento de periodontite, uma reação inflamatória causada por bactérias associadas à placa bacteriana que aderem aos dentes e libertam toxinas que causam bolsas de infeção mortal nos ossos e nas gengivas. A perda óssea, o afrouxamento dos dentes e a bacteriémia são todos efeitos secundários possíveis.

O corpo da mãe sofre alterações devido à tempestade hormonal que se cria durante a gravidez e a cavidade bucal não é exceção. A gengivite durante a gravidez é uma condição estabelecida. A gravidez pode causar alterações salivares, gengivite, hiperplasia gengival, granulomas piogénicos e outras anomalias orais. Para além disso, há mais pigmentação na face. A gravidez aumenta o risco de gengivite e hiperplasia gengival porque os níveis elevados de estrogénio circulante aumentam a permeabilidade capilar. A papila marginal e interdentária são tipicamente afectadas pela gengivite da gravidez, que está ligada à gengivite subjacente. A gravidade das alterações inflamatórias mediadas pelas hormonas na boca pode ser prevenida ou atenuada com uma higiene dentária adequada[32].

A doença periodontal não é provocada pela gravidez, embora possa agravar uma doença já existente[33].

Cerca de 1% a 5% das mulheres grávidas desenvolvem granulomas pirogénicos, ou tumores da gravidez. Pensa-se que o granuloma piogénico é provocado pelo aumento da angiogénese, que é provocado pelas hormonas sexuais, juntamente com a irritação gengival, que é provocada por variáveis regionais como a placa bacteriana[34].

O aspeto labial da papila interdentária é onde mais aparece. Embora possa ocorrer em qualquer altura da gravidez, é mais frequente no primeiro e segundo trimestres da primeira gravidez, podendo regredir após o nascimento do bebé. Embora raramente aconteça, sabe-se que uma gravidez tardia pode causar um aumento da movimentação dentária. A maior mobilidade é provavelmente o resultado de alterações no sistema de inserção, na lâmina dura ou de uma doença subjacente não relacionada à gravidez. Ela não é causada pelo efeito secundário da gravidez de perda das reservas de cálcio. Esse problema geralmente desaparece após o parto, se a mobilidade dentária piorar[35].

No início da gravidez, os enjoos matinais são um problema frequente para muitas mulheres. Os níveis elevados de gonadotropina no primeiro trimestre estão associados a náuseas e vómitos. Os níveis de progesterona aumentam e impedem o esvaziamento do estômago através de um mecanismo de ação central. O esmalte da superfície interna dos dentes, mais frequentemente dos dentes da frente, é corroído pelos ácidos gástricos presentes na emese. Apenas as pessoas que vomitam frequentemente, como os bulímicos e as grávidas com hiperemese, devem preocupar-se com este facto[36].

Ao encorajar os doentes a enxaguar bem a boca com uma solução contendo bicarbonato de sódio após o vómito, é simples prevenir a erosão do esmalte. O bicarbonato de sódio equilibra os ácidos e impede os danos provocados pela acumulação de resíduos nos dentes. Um relato de caso relatou a erosão dentária nas superfícies lingual e palatina dos incisivos, mas, tanto quanto sabemos, não existe nenhum estudo clínico que comprove esta conclusão[37,38].

A gravidez afecta sobretudo o fluxo, a composição, o pH e os níveis hormonais da saliva. Embora as investigações longitudinais tenham revelado que não houve alteração na taxa de fluxo salivar total estimulada, os estudos transversais demonstraram uma diminuição da taxa de fluxo salivar total estimulada nas mulheres grávidas. Uma redução da concentração de sódio e do pH, bem como um aumento dos níveis de potássio, proteínas e estrogénio, são algumas das alterações da composição salivar. O teste de estrogénio salivar tem sido recomendado como um procedimento de rastreio para identificar o risco de parto prematuro[39].

Em comparação com as mulheres que dão à luz bebés saudáveis e de termo, as mães prematuras têm níveis de estrogénio salivar mais elevados. O crescimento e a descamação da mucosa oral são acelerados pelo estrogénio salivar, e a quantidade de fluido crevicular subgengival também aumenta. Ao fornecer nutrientes, as células descamadas criam um ambiente propício ao crescimento bacteriano, predispondo as grávidas à cárie dentária[40].

O termo "melasma" ou "máscara da gravidez" refere-se a um aumento da pigmentação facial que se manifesta como manchas castanhas bilaterais no centro do rosto. Até 73% das mulheres grávidas apresentam estas alterações no rosto, que começam durante o primeiro trimestre. Embora a causa exacta desta doença seja incerta, pensa-se que está relacionada com um aumento dos níveis de estrogénio e progesterona no soro. Normalmente, o melasma desaparece após o parto[41].

3.2- Qualidade de vida relacionada com a saúde oral[42]

A perspetiva de uma pessoa sobre a forma como a saúde oral afecta a sua qualidade de vida e o seu bem-estar geral é referida como a sua qualidade de vida relacionada com a saúde oral, ou QVRSB.

Locker et al.
definiram a OHRQoL como "o impacto das doenças orais na
aspectos da vida quotidiana que são importantes para os doentes e
pessoas, sendo esses impactos de magnitude suficiente,
quer em termos de gravidade, frequência ou duração,
afetar a perceção que um indivíduo tem da sua vida em geral" [43]

As experiências das mulheres com a OHRQoL ao longo da gravidez foram caracterizadas e descritas neste estudo utilizando técnicas de investigação qualitativa. O objetivo deste estudo foi investigar e categorizar os factores auto-percepcionados que influenciam a QVRSB das mulheres grávidas. Os resultados deste estudo podem aumentar a compreensão dos prestadores de cuidados de saúde oral sobre os factores que podem afetar a QVRSB das mulheres grávidas. Além disso, estes resultados podem motivar os investigadores a realizar estudos longitudinais adicionais para examinar a necessidade de criar uma medida de OHRQoL especificamente para mulheres grávidas[42].

Foram realizadas entrevistas a 27 mulheres grávidas, com idades compreendidas entre os 17 e os 41 anos. Cinco entrevistas foram realizadas nas casas das participantes, enquanto 22 entrevistas foram realizadas em unidades de saúde. A pedido das participantes, oito entrevistas foram efectuadas em frente a familiares próximos. A duração média da entrevista foi de 47 minutos (variação: 34-58).

Woman	Age range	Pregnancy trimester	Highest educational level achieved	Job Status
1	21-25	2nd trimester	University Degree	Employed
2	26-30	2nd trimester	Diploma	Employed
3	21-25	2nd trimester	Diploma	Housewife
4	31-35	3rd trimester	University Degree	Employed
5	26-30	1st trimester	Diploma	Housewife
6	21-25	1st trimester	Diploma	Housewife
7	21-25	3rd trimester	Upper secondary	Housewife
8	21-25	2nd trimester	Diploma	Housewife
9	26-30	1st trimester	Diploma	Housewife
10	21-25	2nd trimester	University Degree	Housewife
11	31-35	3rd trimester	Diploma	Employed
12	26-30	3rd trimester	University Degree	Employed
13	31-35	1st trimester	Diploma	Housewife
14	18-20	3rd trimester	Upper secondary	Housewife
15	36-40	3rd trimester	University Degree	Employed
16	21-25	2nd trimester	University Degree	Employed
17	36-40	1st trimester	Diploma	Employed
18	18-20	2nd trimester	Upper secondary	Housewife
19	21-25	2nd trimester	Upper secondary	Housewife
20	21-25	2nd trimester	Upper secondary	Housewife
21	36-40	1st trimester	University Degree	Employed
22	18-20	3rd trimester	Upper secondary	Housewife
23	36-40	3rd trimester	Diploma	Employed
24	31-35	1st trimester	Diploma	Employed
25	26-30	3rd trimester	University Degree	Housewife
26	26-30	2nd trimester	Diploma	Housewife
27	36-40	2nd trimester	Diploma	Housewife

Quadro 8: Caraterísticas principais

Problemas nos tecidos moles e hemorragia gengival[44]

Gengival Um dos principais problemas referidos pelas mulheres foi a inflamação e a hemorragia. Outro problema nesta abordagem foi a prevalência de tumores na gravidez. As mulheres ficam ansiosas quando descobrem sangue na boca, o que as impede de efetuar a sua higiene dentária regular.

Antes da gravidez, escovava os dentes regularmente
e não tive problemas, mas as minhas gengivas ficaram inchadas depois de gravidez, especialmente nos últimos meses de gravidez,
e começaram a sangrar assim que entraram

contacto com uma escova de dentes. Por vezes, quando me levantava de manhã, vi sangue na minha boca e na minha
A almofada estava manchada de sangue.
(P7, 3º trimestre).

Dor e desconforto dentário[44]

Uma das piores experiências pré-natais para as mulheres foi a dor pulpar aguda. Quase 80% das mulheres grávidas que se queixaram de desconforto dentário não procuraram qualquer assistência médica nem tomaram medicamentos adequados para manter o feto saudável. As participantes descreveram as dores de dentes e o facto de se sentirem incapazes de controlar a dor como uma experiência particularmente horrível.

O meu dente tinha um abcesso e a minha bochecha ficou inchada.
Não tomei analgésicos para evitar danos no feto devido às drogas. Limitei-me a tolerar a dor e a sofrer. O meu
A dor de dentes continuou durante várias noites seguidas. Eu só gostava que alguém me extraísse o dente, mas ninguém aceitou o meu tratamento.
(P23, 3º trimestre).

Perturbação da atividade diária:[44]

Cada participante afirmou que os problemas de saúde oral levaram a mais limitações nas actividades diárias, tanto na sua vida pessoal como profissional, e que essas limitações tiveram um impacto não só na vida dos indivíduos, mas também na vida dos seus familiares e colegas de trabalho.

Quando sinto dores nas gengivas ou nos dentes, não posso fazer as minhas tarefas domésticas. Nestas condições, nem sequer me consigo aguentar
os meus filhos e não consigo tratar das suas tarefas. Dores de dentes deixa-me impaciente e não consigo fazer nada.
(P18, 2º trimestre)

Os distúrbios foram divididos em cinco subtemas, incluindo distúrbios da fala, distúrbios da higiene oral, distúrbios alimentares, distúrbios do sono e distúrbios relacionados com a xerostomia ou o ptialismo.

***Perturbação da fala:*[44]**

Uma das capacidades essenciais para a vida quotidiana é a fala. Qualquer dor ou problema bucal pode impedir alguém de falar. Algumas pessoas sublinharam o impedimento da fala provocado por dores de dentes ou hemorragias gengivais durante a gravidez.

Quando tenho uma dor de dentes, ponho as mãos na cara
e não posso falar até que a minha dor seja aliviada.
(P25, 3º trimestre).

***Perturbação dos comportamentos de higiene oral*[44]**

De acordo com os relatos das mulheres, os resultados da gravidez tiveram um impacto significativo nas práticas de auto-cuidado oral. As barreiras mais frequentes à higiene oral regular foram o sangramento gengival durante a escovagem dos dentes, as náuseas e os vómitos relacionados com a gravidez e a dor nas gengivas após o uso do fio dental.

Quando ponho a escova de dentes na boca, sinto náuseas
rapidamente. Por esta razão, raramente escovo os meus
dentes. Para além disso, assim que uso o fio dental, as minhas gengivas
começar a sangrar, por isso não uso muito o fio dentário.
(P5, 1º trimestre).

***Perturbação do estado nutricional*[44]**

Os comportamentos nutricionais das participantes foram significativamente afectados pela alteração da perceção do gosto que ocorre durante a gravidez. As alterações da perceção do paladar e do olfato dos sujeitos foram bastante diferentes, mas aconteceram a todos eles.

Além disso, de acordo com as narrativas, a capacidade de mastigação de alguns informantes foi afetada por sinais de doença oral, como sangramento gengival e dores de dentes.

Desde o início da gravidez, sinto o gosto de
alimentos mudou, por isso não gosto da maioria dos alimentos
... Além disso, quando tenho uma dor de dentes, fico muito

nervoso e não gosta de comer absolutamente nada.
(P9, 1º trimestre).

Perturbações do sono[44]

A baixa qualidade do sono foi um dos problemas que quase todos os participantes tinham em comum. Entre as narrativas, foi destacada a perturbação do sono provocada pela dor dentária e pelo prurido gengival. Esta secção categorizou todas as condições de saúde oral que podem afetar a quantidade ou a qualidade do sono de uma mulher grávida.

Não consigo dormir de todo durante as noites em que tenho dores de dentes.
Não posso tomar drogas fortes porque são
prejudicial para a criança. Por esta razão, não tenho
energia e não consigo fazer o meu trabalho.
(P15, 3º trimestre).

Perturbações devidas a xerostomia e sialorreia[44]

Os distúrbios da saliva foram muito difundidos entre os sujeitos. As mulheres entrevistadas apresentavam formas muito diversas destas doenças. Houve casos em que se verificou uma diminuição da salivação e dos seus efeitos associados, como a dificuldade em falar e mastigar os alimentos. Outras, particularmente no primeiro trimestre da gravidez, falaram de salivação excessiva que provoca náuseas e vómitos.

É interessante notar que nenhum dos indivíduos procurou terapia por considerar estes problemas como efeitos adversos inevitáveis da gravidez.

A minha saliva aumentou desde que engravidei... At
à noite, quando durmo, a minha saliva escorre para a almofada.
(P16, 2º trimestre).

Perturbações psicológicas[44]

De acordo com a análise das narrativas, os problemas de saúde dentária das mulheres grávidas conduziram a uma série de doenças psiquiátricas.

Para além das condições físicas, estes aspectos psicológicos apareceram de forma independente nas narrativas.

Medo e ansiedade[44]

As experiências passadas ou actuais das participantes relacionadas com a dor dentária provocaram algum receio e ansiedade. As duas principais causas deste medo foram a dor muito aguda da pulpite e a convicção de que era impossível receber tratamento dentário enquanto grávida. Outra causa desta fobia entre as participantes foi o facto de irem a dentistas que pareciam relutantes em lidar com mulheres grávidas.

Na minha gravidez anterior, tive uma dor de dentes, uma terrível experiência para mim. Os médicos não podiam fazer nada para mim. Por isso, tratei os meus dentes com cáries antes do gravidez atual. No entanto, estou sempre preocupada sobre dores de dentes e os mesmos problemas de sempre. (P4, 3º trimestre).

Sentimentos negativos em relação à gravidez[44]

Os problemas de saúde oral não tratados que se desenvolveram e persistiram durante muitos dias nessas condições aumentaram significativamente as atitudes negativas das participantes em relação à gravidez. As observações das mulheres grávidas parecem ter dado origem a um sentimento de impotência e à ideia de que o feto em crescimento é a causa desta miséria.

Estava muito entusiasmada durante a minha primeira gravidez. I falava sempre com a minha filha na minha barriga e amava-a muito. Mas na gravidez atual, não tenho qualquer sentido de maternidade porque tenho dores de dentes desde o início da gravidez. Estou sempre a sofrer e não pode fazer nada. Gostava que isto acabasse mais cedo para que Posso reparar os meus dentes. (P18, 2º trimestre).

Interações prejudicadas e incapacidade social[44]

As questões de saúde oral tiveram um impacto significativo na vida social das mulheres grávidas e alteraram a forma como interagiam com os outros. A halitose auto-percebida e a consideração estética são dois subtemas que emergiram destas narrativas.

Halitose[44]

Os participantes mencionaram frequentemente ter problemas de mau hálito. As mulheres grávidas podem sofrer de halitose real, notada por familiares, ou de halitose auto-percebida. A autoestima das mulheres era muito mais baixa devido a estas duas doenças, o que também afectava a sua capacidade de comunicar com os outros.

Desde o início da gravidez, sinto o cheiro a sangue
na minha boca. É por isso que quando quero falar com
alguém, tento não me aproximar demasiado dessa pessoa.
(P10, 2º trimestre).

Considerações estéticas[44]

Uma das principais preocupações das grávidas era o aspeto dos tecidos moles orais, nomeadamente a deglutição e a alteração da cor da gengiva anterior.

Como as minhas gengivas estão vermelhas e inchadas, penso que é
é nojento para os outros. Nunca quero sair ou
ver alguém. Tento não me rir para esconder as minhas gengivas.
Ponho sempre as mãos à frente da boca e
falar (ela ri-se e, inconscientemente, põe as mãos
à frente da boca).
(P20, 2º trimestre).

Barreiras à utilização de serviços de cuidados dentários

As narrativas demonstraram claramente a importância de ter acesso a serviços de cuidados dentários e os obstáculos à utilização de tratamentos dentários profissionais. Os desafios da prestação de cuidados dentários a mulheres grávidas foram categorizados em três subtemas com base na análise dos dados.

Cada uma destas ideias tem o potencial de afetar significativamente a QDHSO das participantes durante a gravidez.

Falta de conhecimento e crença em mitos sobre a profissão cuidados dentários[44]

Os membros da amostra tinham frequentemente ideias infundadas sobre a prestação de cuidados dentários profissionais durante a gravidez. A maioria das participantes pensava que um tratamento dentário de rotina seria mau para elas ou para o feto. Este mal-entendido resultava das ideias que os seus maridos e familiares mais velhos tinham.

Quando tive uma hemorragia gengival, o meu marido não deixar-me ir a um dentista. O meu marido e eu achamos que o tratamento dentário prejudica o bebé. Na minha opinião, anestésicos, materiais e dispositivos dentários podem ter efeitos negativos para a saúde do bebé.
(P20, 2º trimestre).

Custo elevado dos tratamentos dentários[44]

Outro obstáculo à ida ao dentista foi o elevado custo dos cuidados dentários e as questões económicas familiares. Os comentários dos participantes indicaram que não se dava muita importância aos cuidados dentários em comparação com outros problemas de saúde.

Além disso, muitas delas não tinham conhecimento dos serviços de cuidados dentários gratuitos para mulheres grávidas que são oferecidos nos estabelecimentos de saúde públicos.

Estou muito aborrecido por ter dentes cariados. No entanto, Não o posso evitar porque o meu marido tem uma rendimentos. Os custos de outros testes de gravidez e A ecografia é muito elevada. Posso ser capaz de reparar os meus dentes após a gravidez quando outros custos são reduzido.
(P27, 2º trimestre).

Recusa dos dentistas em tratar mulheres grávidas[44]

A recusa dos dentistas em tratar as pacientes grávidas é outro obstáculo significativo à prestação de cuidados dentários. Os dentistas mostraram-se evidentemente hesitantes em atender as mulheres grávidas, com base na experiência geral das mulheres.

Quando o meu dente tinha um abcesso, recorri a alguns dentistas, mas nenhum aceitou o meu tratamento. Todos os eles disseram que não é possível tratar os dentes durante gravidez.
(P25, 3º trimestre).

Arrependimentos que afectam a QVRSB durante a gravidez[44]

De acordo com a análise das narrativas, algumas das preocupações que as mulheres tiveram durante a gravidez tiveram origem em tempos anteriores à conceção. A maior parte desses problemas surgiu de arrependimentos em relação ao passado. As experiências difíceis de questões orais durante a gravidez serviram de base para os arrependimentos.

Antes da gravidez, os "exames dentários" e a "aprendizagem de comportamentos de saúde oral" foram os dois maiores arrependimentos que tiveram impacto na QdVRSB. Estes temas foram vistos pelas senhoras como uma oportunidade perdida.

Tomei todos os cuidados médicos antes da gravidez. Os
A única coisa que ainda não fiz foi consultar um dentista para
verificar os meus dentes, algo que me tem irritado bastante
lote.
(P11, 3º trimestre).

Agora que estou grávida e tenho hemorragias gengivais
e dor, arrependo-me muito de não ter aprendido a
métodos preventivos para estes problemas.
(P2, 2º trimestre).

Preocupações futuras que afectam a QDHSO durante a gravidez[44]

Outro tema que pode ser extraído das narrativas é a preocupação com as complicações que os problemas actuais com a cavidade oral podem causar no futuro. Estas preocupações podem ser categorizadas como "preocupações com o adiamento dos cuidados dentários" e "preocupações com a saúde do feto". Devido às dificuldades em tratar os dentes das mulheres grávidas, as senhoras começaram a considerar os efeitos de adiar o tratamento. As mulheres pensaram que adiar os cuidados dentários resultaria em problemas mais graves e morbidades para elas próprias.

Por outro lado, estavam muito preocupadas com as implicações prejudiciais da sua condição dentária para a saúde do bebé. A quase maioria dos participantes pensava que o feto sofreria danos se a boca da mãe tivesse cáries dentárias ou sangramento gengival.

... Estou preocupado com o facto de a minha forte dor de dentes poder chocar
o bebé...(P15, 3º trimestre).

Não é possível tratar os meus dentes durante a gravidez.
Preocupa-me o facto de poder vir a ter mais cáries
dentes até três meses mais tarde, quando o meu filho tiver
nascido! Preocupa-me que os meus dentes caiam durante
desta vez!
(P7, 3º trimestre).

Este estudo qualitativo ilustra problemas específicos de QVRSB em mulheres grávidas com base nas suas próprias experiências. A investigação contribui para uma maior compreensão dos problemas de saúde oral que as mulheres grávidas enfrentam, permitindo cuidados centrados na pessoa e melhores resultados de saúde oral para estas pacientes.

3.3- Microbiomas maternos durante a gravidez

Os resultados da gravidez que têm um impacto significativo na saúde do neonato e do recém-nascido são influenciados pelo microbiota materno. É necessária investigação para compreender melhor os padrões do microbioma materno que reduzem ou aumentam o risco de resultados desfavoráveis na gravidez que afectam a saúde do neonato e do bebé. Numerosos locais no corpo humano e no seu interior albergam populações distintas de microrganismos. Por exemplo, certas comunidades microbianas encontram-se no sistema reprodutor, no estômago, na pele, na boca, na cavidade nasal e, potencialmente, na placenta[45,46].

As técnicas convencionais de microbiologia baseadas em culturas, que envolvem a colocação de fluidos ou esfregaços epiteliais de um local específico do corpo em condições de cultura e a caraterização dos organismos que crescem, têm sido utilizadas para conhecer as bactérias que vivem no interior do corpo humano até há pouco tempo[47].

É cada vez mais evidente que o microbioma humano contribui para a manutenção da saúde e pode atuar no sentido de reduzir ou aumentar os riscos hereditários e ambientais de resultados adversos para a saúde[47].

Microbioma oral

Até 700 espécies diferentes de estreptococos, lactobacilos, estafilococos, corinebactérias e outras bactérias têm um nicho natural na cavidade oral, que inclui os dentes, o sulco gengival, a língua, as bochechas, as amígdalas, os palatos duro e mole, etc.[(48)].

A gravidez provoca numerosas alterações hormonais, metabólicas e imunológicas no corpo da mulher que, como é sabido, têm um impacto na forma como o microbioma oral é constituído. Numerosos estudos analisaram a forma como as diferentes bactérias orais diferem entre mulheres grávidas e não grávidas[53-57].

As mulheres grávidas podem ser mais susceptíveis de contrair doenças periodontais devido a desequilíbrios na composição das bactérias orais provocados por uma saúde oral deficiente[58].

O microbioma oral é constituído por uma população complexa de 50 a 100 mil milhões de bactérias. Apesar de ser tão facilmente acessível, apenas cerca de 30% do microbiota oral foi estudado. Enquanto as doenças orais são caracterizadas por um desequilíbrio no microbiota oral, a homeostase oral é definida como uma interação simbiótica entre o microbiota oral local[48,58-62].

As modificações que ocorrem na mãe afectam o microbiota da mãe em várias regiões do corpo, incluindo a boca, a vagina e o estômago[57,58,63].

Demonstraram que as amostras de saliva das mulheres grávidas continham consideravelmente mais micróbios do que as das mulheres não grávidas[57].

Tabela 9:

Local na cavidade oral	**Organismos predominantes**	**Doença causada**
Superfícies dos dentes	Streptococcus sanguinis	é um constituinte do microbioma central na saúde periodontal
	Streptococcus gordonii	Endocardite infecciosa
	Rothia dentocariosa	Lesões periodontais
	Espécies de Actinomyces	formação da placa bacteriana e doença periodontal
	Campylobacter showae	Infecções periodontais
Placa subgengival	Dessulfomicrobim orale	Infecções periodontais
	Prevotella multiformis	Doença periodontal
	Gemela	Isolado da placa subgengival na periodontite
	Campylobacter rectus	Campylobacter rectus tem sido implicado como um agente patogénico periodontal; no entanto, a associação com infecções periodontais de outras espécies de Campylobacter, especialmente a recentemente descrita Campylobacter showae, não é clara
	Prevotella	Doença periodontal
	Espécies de Porphyromonas	Periodontite

	Veillonella atypica	periodontite
	Porphyronas gingivalis	doenças periodontais
	Espécies de Selenomonas	doença periodontal
	Actinobacilos actomycetemcomotans	infecções orais e não orais, por exemplo doença periodontal
	Prevotella intermedia	Periodontite Gengivite
	Streptococcus salivarius	cáries dentárias e doença periodontal
	Streptococcus mutans	Cáries dentárias e doença periodontal
	Streptococcus anginosus	Cancro oral

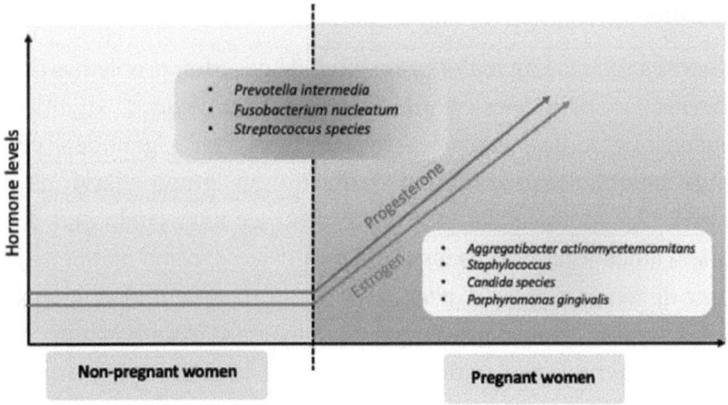

Figura 1: O microbioma oral, o nível de hormonas sexuais e a gravidez.

3.4- Tendência de CEC nos bebés

A cárie precoce da infância é a cárie dentária em crianças até aos 71 meses de idade (CEC)[64].

O risco de CEC em recém-nascidos é significativamente influenciado pelas mães. Devido ao facto de as bactérias cariogénicas serem tipicamente transferidas da mãe para o filho, a saúde dentária materna tem um impacto no risco de CEC da criança. O início e o desenvolvimento de algumas doenças relacionadas com micróbios orais requerem a sua presença[65].

Factores comportamentais

A maioria das mulheres grávidas (83%) diz escovar os dentes duas vezes por dia e 24% diz usar fio dental todos os dias. Entre 1998 e 2006, as consultas dentárias durante a gravidez variaram consoante o estado, oscilando entre 25% e muitos relatos de mais de 75%. As anomalias do esmalte e as cáries nas crianças têm sido associadas ao tabagismo pré-natal, ao maior peso da grávida e à ausência de cuidados pré-natais no primeiro trimestre[66-73].

Factores biológicos

As mulheres grávidas têm maior probabilidade de sofrer problemas de saúde oral devido a alterações hormonais e imunológicas significativas. Independentemente das alterações relacionadas com a gravidez, ocorrem alterações bioquímicas de desenvolvimento no grupo etário da idade reprodutiva. As adolescentes grávidas podem ter uma saúde oral decente, mas podem ainda estar em desenvolvimento físico e, como menores, podem necessitar de autorização dos pais antes de receberem cuidados, incluindo cuidados dentários. Além disso, enquanto as mães estão a amamentar durante a gravidez e o período pós-parto, a composição da saliva e os níveis de MS podem flutuar. Foi demonstrado que os níveis de bactérias orais pré-natais maternas podem prever o CEC[74-76].

Estatuto socioeconómico

As mulheres grávidas apresentam diferenças de NSE em todos os índices clínicos de saúde oral, e os problemas graves têm sido associados às experiências de gravidez e pós-parto das mulheres de NSE mais baixo.

Foram analisados dados do National Health and Nutrition Examination Survey (NHANES) de 1999 a 2004, e a estratificação do NSE revelou que as mulheres grávidas de grupos de NSE mais baixos tinham mais cáries dentárias não tratadas do que as mulheres não grávidas. A probabilidade de cáries dentárias em crianças pequenas está correlacionada com o NSE mais baixo das mães e com um nível de escolaridade mais baixo. Os factores de risco psicossocial para as mães também têm sido associados à CCE e exigem mais investigação[77-82].

Transmissão bacteriana

Os prestadores de cuidados primários, principalmente as mães, podem transmitir bactérias cariogénicas às crianças pequenas através da saliva. Os bebés são mais propensos a contrair germes de mães que têm uma MS elevada (>105 unidades formadoras de colónias [UFC]/mL). Os bebés que têm um contacto regular e próximo com as suas mães através da amamentação ou do biberão, de refeições previamente provadas e da partilha de utensílios têm maior probabilidade de contrair EM. Além disso, lanches frequentes, má higiene oral da mãe e não limpar a boca da criança após a alimentação contribuem para a transmissão[83-88].

Existe uma microflora oral diversificada. A capacidade dos micróbios da EM para se ligarem às superfícies do hospedeiro varia. O S mutans produz ácido através da síntese de polissacáridos, ajudando no processo de CEC [89].

Antes da erupção dos dentes, os bebés são propensos à CEC. Os bebés com 3 meses de idade e pré-dentados podem desenvolver colonização por S mutans. As crianças pequenas são mais propensas a desenvolver EM durante uma janela de infecciosidade que dura os primeiros dois anos de vida e coincide com o aparecimento dos dentes decíduos. A colonização precoce por MS aumenta consideravelmente a probabilidade de cáries dentárias no futuro. As crianças com CEC são mais propensas a desenvolver cáries dentárias numa fase posterior da vida. Embora os estudos longitudinais indiquem que ainda podem apresentar resultados negativos para a EM com colonização tardia[90-98]

As terapias pré-natais precoces são úteis para reduzir a transmissão da esclerose múltipla entre mãe e filho e para retardar a colonização da esclerose múltipla e as cáries nas crianças, de acordo com um conjunto crescente de provas de intervenções maternas durante a gravidez e no pós-parto. Os cuidados dentários pré-natais são seguros, eficazes e aconselhados. Os cuidados pré-natais regulares devem incluir exames dentários e AG sobre a saúde oral da mãe e do recém-nascido. As terapias maternas pós-parto reduzem a propagação da EM. Também se aconselha a prestação de cuidados orais no início da infância, utilizando um protocolo de visita simples e sistemático de 6 passos que inclui uma avaliação do risco de cárie, a fim de abordar os factores de risco comportamentais maternos, estabelecer objectivos de auto-gestão e promover a melhor saúde oral possível para toda a família[99].

3.5- Hormonas ováricas

Durante a gravidez, os níveis das hormonas ováricas são elevados e resultam num aumento da inflamação gengival e do exsudado gengival. Estas manifestações também são comuns em doentes que tomam medicamentos contraceptivos orais.

Atualmente, os contraceptivos orais são utilizados com bastante frequência em todo o mundo. Desde a sua introdução no mercado em 1960, as pílulas contraceptivas têm sido produzidas comercialmente numa vasta gama de formas. As diferenças entre os vários tipos são determinadas pelas quantidades relativas, misturas e sequências de estrogénio e progesterona nestes produtos[100].

As marcas de pílulas contraceptivas diferenciam-se umas das outras pelas concentrações, combinações e sequências relativas de estrogénios e progestinas. As concentrações de estrogénios nos produtos atualmente disponíveis são muito inferiores às encontradas nos produtos de antigamente, na sequência de vários relatos de efeitos adversos ligados a níveis excessivos de estrogénios[100].

Uma vez que as utilizadoras de contraceptivos orais também têm quantidades elevadas de estrogénio e progesterona no sangue, estão essencialmente a duplicar o estado hormonal da gravidez[101].

Devido ao feedback negativo, as hormonas da pituitária anterior, a hormona luteinizante (LH) e a hormona folículo-estimulante (FSH), são segregadas com menor frequência, em resultado dos elevados níveis plasmáticos destas hormonas. Desta forma, consegue-se a contraceção ao impedir o crescimento de um folículo de Graaf e a subsequente ovulação. Além disso, quantidades elevadas de estrogénios e progestinas alteram o endométrio e o trato genital, o que pode aumentar a potência contraceptiva destas preparações[101].

Inflamação gengival e hormonas ovarianas

Um aumento da inflamação gengival e um aumento concomitante do exsudado gengival são os sintomas orais mais comuns de níveis elevados de hormonas ováricas. É do conhecimento geral que os contraceptivos orais, a menstruação, a adolescência e a gravidez têm sido associados a episódios transitórios e auto-limitados de gengivite[102-107].

Um aumento das concentrações plasmáticas das hormonas ováricas, estrogénios e progestinas é uma caraterística comum a todas estas doenças. Em 1933, Ziskin, Blackberg e Stout publicaram um dos primeiros estudos que sugeria uma ligação entre os níveis hormonais e a gengivite. Este estudo forneceu uma descrição histológica completa da gengiva da grávida. Desde então, tem havido inúmeros relatos sobre o uso de contraceptivos orais e a prevalência de gengivite durante a gravidez[102-107].

Acredita-se que as bactérias que compõem a placa subgengival causam a gengivite[108].

Existem variações na população bacteriana destes microrganismos à medida que a doença se agrava, e parece que bactérias específicas da placa subgengival estão ligadas a fases específicas da gengivite[108-111].

A placa subgengival contém as mesmas bactérias tanto na saúde como na doença, no entanto algumas espécies tornam-se mais prevalentes ao longo do processo da doença e estão consequentemente ligadas à gengivite[110].

Flora bacteriana:

Segundo os estudos, não há aumento da pontuação da placa nas mulheres grávidas ou nas mulheres que utilizam contraceptivos orais, mas há uma alteração da flora bacteriana mais comum durante estas circunstâncias. Em particular, as populações de Prevotella melaninogenica e Prevotella intermedia tinham aumentado na placa recolhida destas mulheres[112,113].

Tanto a quantidade de bactérias como o aumento da gengivite que se verifica durante a gravidez estão relacionados com as hormonas estrogénio e progesterona. Por outro lado, quando os níveis plasmáticos destas hormonas sexuais diminuíram, a gengivite e a quantidade destes organismos aumentaram nos últimos estádios da gravidez e voltaram aos níveis anteriores à gravidez após o parto[112].

Uma simulação direta do crescimento bacteriano é um método potencial através do qual as hormonas do ovário podem estar a encorajar estas alterações bacterianas. Os anaeróbios Prevotella melaninogenica e Prevotella intermedia necessitam de vitamina K como fator de crescimento. Foi demonstrado que estas bactérias são capazes de substituir a vitamina K por hormonas sexuais e proliferam mais rapidamente quando os níveis de hormonas esteróides são elevados[114].

Durante a gravidez, há também um aumento da absorção de esteróides pela placa bacteriana, e este aumento coincide com o número destas bactérias específicas na placa bacteriana.

Os resultados de numerosas investigações sugerem que os níveis elevados de estrogénio e progesterona que ocorrem durante a gravidez e o uso de contraceptivos orais expõem indubitavelmente os micróbios que causam a placa bacteriana a estas hormonas. O fluido que banha continuamente o sulco gengival onde se encontram estas bactérias é produzido a partir do plasma e contém componentes do plasma, como os estrogénios e a progesterona. Além disso, os receptores de progesterona e de estrogénio estão presentes na gengiva humana. Assim, há um aumento na deposição destas hormonas no tecido gengival quando os níveis plasmáticos de estrogénio e progesterona aumentam[115,116].

Além disso, estudos demonstraram que os níveis de progesterona e estrogénio na saliva aumentam juntamente com os seus níveis no soro. A região subgengival, onde se encontram as bactérias causadoras da gengivite, é extremamente difícil de alcançar pela saliva, pelo que quaisquer efeitos que a saliva possa ter nos tecidos e/ou microrganismos são provavelmente incidentais[104,117].

Tecido gengival:

Numerosas investigações demonstraram que as hormonas sexuais têm efeitos únicos no tecido gengival[118-120].

Na gengiva da ratazana, foi demonstrado que a progesterona altera a permeabilidade da rnicrovasculatura, o que provoca edema e uma maior acumulação de células inflamatórias. Além disso, foi demonstrado que a produção de prostaglandinas, mediadores conhecidos do processo inflamatório, aumenta drasticamente na presença de níveis elevados de estrogénio e progesterona. Portanto, parece que as hormonas ováricas estão a estimular alguns dos elementos importantes envolvidos na resposta inflamatória, para além de promoverem o crescimento bacteriano[121].

Foi demonstrado que a progesterona altera o ritmo e o padrão de formação de colagénio na gengiva, o que reduz a capacidade de manutenção e reparação da gengiva[120].

Para além disso, níveis mais elevados de hormonas sexuais provocam um maior aumento da degradação metabólica do folato, necessário para a preservação regular da mucosa oral. Isto provoca um défice de folato, que ao impedir a sua reparação, intensifica a deterioração inflamatória do tecido oral[122,123].

Resposta imunitária:

Por último, foi demonstrado que o sistema imunitário é afetado pelos estrogénios e pela progesterona. Foi demonstrado que concentrações elevadas de hormonas ováricas suprimem a fagocitose e a quimiotaxia dos neutrófilos, bem como as respostas dos anticorpos e das células T. Como resultado, sob o impacto de níveis excessivos destas hormonas sexuais, os sistemas defensivos essenciais para a manutenção de uma excelente saúde oral podem ser prejudicados, a capacidade de proteção do ambiente subgengival é diminuída e algumas bactérias têm a oportunidade de proliferar[112,124-129].

Implicações clínicas:

Há relatos de gengivite em 30-100% de todas as mulheres grávidas, sendo 60-75% a frequência mais comum[130-132].

A variedade de marcadores periodontais medidos e a classificação da gengivite observada podem contribuir em parte para esta grande variedade de incidência. Uma inflamação ligeira com vermelhidão, tecido gengival eritematoso e edematoso facilmente sangrante, alterações hiperplásicas, incluindo o aparecimento de uma neoplasia semelhante a um tumor conhecida como "tumor da gravidez", são apenas alguns dos sinais clínicos desta gengivite[105,117,133].

Os locais interproximais são mais frequentemente afectados na área anterior da boca, onde a gengivite está a aumentar[134,135].

Em conjunto com níveis hormonais mais elevados, esta região também apresenta o maior aumento de exsudado gengival[105,131].

O parto faz com que a doença se resolva ou diminua espontaneamente para a futura mãe. Os níveis hormonais começam a baixar, a quantidade de

germes que causam a gengivite diminui e a condição dos tecidos gengivais melhora. O quadro clínico é comparável ao das mulheres que utilizam contraceptivos orais, no entanto, ao contrário das mulheres grávidas que têm níveis elevados de estrogénios e progesterona durante um breve período de tempo, as utilizadoras de contraceptivos orais podem ter estes níveis durante longos períodos de tempo. Como resultado, as doentes podem desenvolver uma inflamação gengival crónica com envolvimento periodontal.
Além disso, segundo alguns relatos, o uso contínuo de esteróides provoca o agravamento da inflamação gengival[102,136].
Quando uma mulher está grávida, os seus níveis de hormonas estrogénio e progesterona aumentam para níveis extremamente elevados, mas a prevalência de gengivite é de apenas 0,03% se ela não tiver placa bacteriana no início da gravidez e praticar hábitos de higiene oral adequados ao longo da mesma[137].
Se isto não for feito, ou se a gengivite já existir no início da gravidez, a inflamação agravar-se-á com o decorrer da gravidez. As utilizadoras de contraceptivos orais também estão abrangidas por esta situação. Os baixos níveis de placa bacteriana desenvolvidos e mantidos no início e durante a gravidez ou a utilização de contraceptivos orais podem prevenir ou, pelo menos, atenuar a gengivite que está associada a níveis elevados de hormonas ováricas. Por este motivo, é essencial que estas senhoras prestem muita atenção à sua saúde dentária. Embora os efeitos das hormonas esteróides nos tecidos gengivais não possam ser evitados, a gengivite pode ser prevenida através da manutenção de uma higiene oral adequada e da redução dos níveis de bactérias da placa subgengival[138].

3.6- Medidas de diagnóstico pré-natal de anomalias

As anomalias congénitas ou doenças genéticas complicam a gravidez em 3% a 5% dos casos[139].
As deformidades congénitas continuam a ser a maior causa de morte infantil e juvenil, e as anomalias cromossómicas estão presentes em cerca de 1 em cada 150 nados vivos[140,141].
A aneuploidia, que é definida como tendo um ou mais cromossomas a mais ou a menos, as translocações, duplicações e deleções são alguns exemplos destas anomalias cromossómicas.
Se o problema for descoberto numa fase suficientemente precoce da gravidez, algumas mulheres podem decidir interromper a gravidez. Outras podem decidir submeter-se a um rastreio ou a um teste para terem mais tempo para processar o diagnóstico e encontrar médicos competentes que as ajudem a preparar-se para cuidar de um bebé afetado e do seu filho após o parto. Alguns problemas congénitos, como algumas doenças do tubo neural, podem ser tratados durante a gravidez, o que conduziria a melhores resultados neonatais[142].
Os testes pré-natais são normalmente efectuados para efeitos de rastreio. Estes procedimentos, que incluem o rastreio sérico, o rastreio de portadores e a ecografia, destinam-se a encontrar grávidas com um risco elevado de terem filhos com anomalias cromossómicas ou outros problemas congénitos. O rastreio sérico destina-se apenas a identificar mulheres com gravidezes de alto risco, apesar de a ecografia poder ser diagnóstica, como no caso de uma anomalia aberta do tubo neural[143].

RASTREIO NO PRIMEIRO TRIMESTRE

O rastreio do primeiro trimestre é um procedimento de rastreio de rotina que se realiza entre as 10 e as 13 semanas e 6 dias de gestação e combina o rastreio sérico com uma avaliação ecográfica da translucência da nuca[143].
As vantagens do rastreio do primeiro trimestre incluem a idade gestacional precoce em que os resultados são fornecidos, dando às doentes e aos profissionais de saúde tempo para interpretarem os resultados e decidirem como proceder em relação aos cuidados posteriores da gravidez, tais como a realização de testes de diagnóstico adicionais, aconselhamento genético,

consulta com um especialista em medicina materno-fetal ou, se desejado, a interrupção da gravidez. Este exame também tem muitas deficiências. A avaliação da translucência da nuca para este teste depende da disponibilidade de ecografistas treinados[143].

ECRÃ DE MARCAÇÃO QUÁDRUPLA

Mesmo nos tempos modernos, é frequentemente aplicado, especialmente em pacientes que procuram assistência médica após o primeiro trimestre. O quad screen, que envolve a medição de substâncias relacionadas com a gravidez libertadas no soro, pode ser realizado entre as 15 e as 22 semanas de gestação. Estas proteínas incluem a hCG, a alfa-fetoproteína (AFP), a inibina A e o estriol não conjugado. Para calcular o risco da paciente, os valores destas proteínas são combinados com informações sobre a sua idade, raça, peso, número de fetos no trimestre atual, estado de diabetes e idade gestacional. A taxa de deteção comunicada de 81%, utilizando uma taxa de rastreio positiva de 5%, é ligeiramente inferior à do rastreio do primeiro trimestre[144].

O quad screen tem vantagens, como a capacidade de detetar anomalias abertas do tubo neural, para além da aneuploidia. O feto segrega AFP sérica, que se encontra no líquido amniótico e, consequentemente, também no soro materno. Além disso, não requer um ecografista com formação especializada, tornando-o potencialmente mais acessível a alguns prestadores de serviços[143].

RASTREIO INTEGRADO, SEQUENCIAL POR ETAPAS E CONTINGENTE

Muitas técnicas de rastreio combinam o rastreio quádruplo com um rastreio no primeiro trimestre.

No rastreio integrado, é realizado um teste no primeiro trimestre, cujos resultados não são fornecidos à doente ou ao profissional de saúde, e depois é realizado um rastreio quádruplo. A paciente recebe então uma avaliação de risco completa do seu risco de aneuploidia no segundo trimestre, incorporando todos estes valores numa única estimativa de risco[143].

ADN FETAL SEM CÉLULAS

O ADN sem células, também conhecido como rastreio pré-natal não invasivo, foi lançado no mercado em 2011. Com esta técnica relativamente nova, fragmentos de ADN sem células da gravidez são recuperados a partir de uma amostra do soro da mãe . Este ADN livre de células é libertado pelos trofoblastos apoptóticos e é, em grande parte, de origem placentária[145].

APENAS ULTRA-SONS

Hoje em dia, todos os aspectos da gestão da gravidez utilizam a ecografia. No decurso do tratamento obstétrico normal, quase todas as mulheres grávidas são submetidas a, pelo menos, uma ecografia e, frequentemente, a mais ecografias. Os principais objectivos da ecografia e dos cuidados obstétricos são a confirmação de datas e o controlo de anomalias no parto. Uma vez que a ecografia transabdominal do segundo trimestre, realizada entre as 18 e as 23 semanas de gravidez para avaliação de anomalias anatómicas, se tornou prática corrente nos cuidados pré-natais, muitas doentes optam por fazer uma ecografia de rastreio exclusivamente para exame de malformações ou marcadores de aneuploidia. Para verificar a viabilidade e o estado da gravidez e para detetar defeitos graves que podem ser encontrados no primeiro trimestre, como a anencefalia ou os higromas quísticos, muitas doentes fazem também uma ecografia do primeiro trimestre por via transvaginal ou transabdominal. É mais provável que estas anomalias estejam presentes quando certas anomalias estão associadas a aneuploidias específicas ou a perturbações cromossómicas[143].

TESTES DE DIAGNÓSTICO

As pacientes podem determinar com a maior precisão possível, através de testes de diagnóstico, se um problema genético específico pode ter impacto na sua gravidez. A idade materna superior a 35 anos na altura prevista para o parto ou a idade materna avançada é atualmente a razão mais comum para a realização de testes de diagnóstico nos Estados Unidos. Os resultados positivos do rastreio de aneuploidias, uma história familiar conhecida de anomalias genéticas ou anomalias encontradas na ecografia são outros indicadores frequentes.

COLHEITA DE AMOSTRAS DE VILOSIDADES CORIÓNICAS

Como o rastreio de ADN livre de células ganhou popularidade recentemente, a BVC tornou-se menos comum. A hibridização in situ por fluorescência (FISH), o cariótipo, o microarray, os testes moleculares e a sequenciação de genes são algumas das análises de diagnóstico que podem ser efectuadas no teste, que continua a ser o único disponível no primeiro trimestre. Entre 10 e 14 semanas de gestação, a BVC é realizada. No passado, a BVC era efectuada antes das 9 semanas, mas demonstrou-se que esta prática aumentava o risco de anomalias nos membros e já não é aconselhada.
A BVC pode ser efectuada através de uma técnica transabdominal ou transcervical. Ambos os métodos permitem a recolha de vilosidades coriónicas para análise genética, evitando o saco amniótico. O diagnóstico pré-natal precoce possibilitado pela BVC reduz o período de ambiguidade e, se desejado, permite a interrupção precoce (e mais segura) da gravidez[146,147].

AMNIOCENTESE

Tal como a BVC, a utilização do rastreio do ADN fetal sem células levou a uma diminuição da frequência da amniocentese. Esta pode ser efectuada em qualquer idade gestacional após as 15 semanas e continua a ser o único teste de diagnóstico acessível no segundo ou terceiro trimestre de gravidez. Através deste método, uma agulha esterilizada guiada por ultra-sons é introduzida no saco amniótico para recolher e enviar o líquido amniótico para análise. A amniocentese pode também ser efectuada para verificar a presença de infecções intra-amnióticas ou fetais, através de cultura ou da reação em cadeia da polimerase, ou para verificar a existência de malformações do tubo neural, através da análise da alfa-fetoproteína e da acetilcolinesterase no líquido amniótico. As complicações são mais frequentes nas primeiras idades gestacionais.

DIAGNÓSTICO GENÉTICO PRÉ-IMPLANTAÇÃO

O diagnóstico genético pré-implantação (DGPI) está agora amplamente acessível e pode permitir identificar problemas cromossómicos ainda mais cedo. Após a fertilização in vitro (FIV), esta operação é efectuada através da manipulação do embrião para remover um corpo polar ou para remover uma única célula do blastocisto. Este processo permite detetar a anomalia antes da transferência do embrião, assegurando que apenas são devolvidos embriões saudáveis. Aconselha-se a realização de testes de confirmação através de CVS ou amniocentese para cada gravidez obtida através de FIV ou PGD[148].

É igualmente crucial explicar minuciosamente todas as opções aos doentes e às suas famílias, especialmente as vantagens e desvantagens de cada escolha, bem como os potenciais formatos de relatório.

3.7- Células estaminais na medicina dentária interdisciplinar

As células estaminais são células indiferenciadas e imaturas que podem proliferar e crescer durante muito tempo antes de se desenvolverem em tipos específicos de células e tecidos. São designadas como células que podem diferenciar-se em pelo menos dois tipos de células diferentes e podem auto-replicar-se. Uma célula não pode ser referida como "célula estaminal" até que ambos os requisitos sejam cumpridos [149,150]
Serão utilizados suportes biologicamente viáveis para substituir o osso e a cartilagem orofaciais, bem como as glândulas salivares defeituosas, que podem ser parcial ou totalmente regeneradas. Em 2000, o Instituto Nacional de Saúde mencionou a descoberta de células estaminais adultas nos terceiros molares impactados e de células estaminais ainda mais resistentes nos dentes decíduos, oferecendo a perspetiva de regeneração da dentina e/ou da polpa dentária[149].
As principais células estaminais são de dois tipos:

Células estaminais embrionárias

Durante o desenvolvimento embrionário, são produzidos a partir de células que se encontram na massa celular interna dos blastocistos. São pluripotentes e podem desenvolver-se em qualquer uma das três camadas germinativas básicas - ectoderme, endoderme e mesoderme - sendo o blastocisto, uma fase inicial do embrião, constituído por 50 a 150 células.

Podem desenvolver-se em mais de 200 tipos diferentes de células do corpo adulto quando recebem o estímulo correto, mas não contribuem para a membrana embrionária adicional ou para a placenta. Clinicamente, as células estaminais embrionárias (ESC) podem ser utilizadas para criar terapias de substituição celular, o que constitui a sua utilização mais significativa e promissora[149,150-152].

Células estaminais adultas

Uma vez que o potencial das células estaminais adultas se restringe normalmente a uma ou mais linhagens de células especializadas, estas são multipotentes[151].
Não estão envolvidos na controvérsia ética relacionada com o CES[149].

As seguintes fontes podem ser utilizadas para obter células estaminais adultas[153-158]:

1. Células estaminais mesenquimais derivadas da medula óssea
2. Células estaminais adultas derivadas do tecido adiposo
3. Células estaminais do cordão umbilical
4. Células estaminais derivadas do líquido amniótico
5. Células estaminais pluripotentes induzidas
6. Células estaminais dentárias

Células estaminais do epitélio

Apesar de as células estaminais mesenquimais terem feito enormes progressos, as células estaminais epiteliais não foram estudadas em humanos devido à rápida eliminação dos seus ameloblastos e precursores de ameloblastos após a erupção[159].

Células estaminais mesenquimais

Um número significativo de caraterísticas craniofaciais é formado por células estaminais mesenquimais (MSC), que têm uma forte capacidade de auto-renovação e a propensão para se desenvolverem em linhagens mesodérmicas para produzir cartilagem, osso, tecido adiposo e músculo esquelético[160].

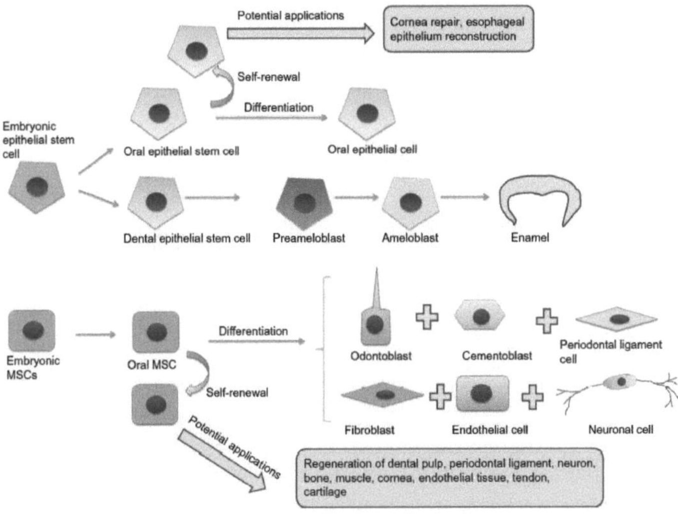

Figura 2:

Para a engenharia dentária, foram utilizados os seguintes progenitores mesenquimais dentários:

CAIXA

Estas células são células imaturas e não desenvolvidas encontradas nos dentes que têm a capacidade de se desenvolver em tipos de células especializadas através de um processo conhecido como "diferenciação".

DPSCs adultas

Quando expostas aos sinais corretos, tais como materiais de hidróxido de cálcio ou fosfato de cálcio, que contêm os materiais de revestimento da polpa utilizados por um dentista para tratamento, as DPSCs adultas, que são isoladas da polpa dentária adulta, contêm precursores capazes de gerar odontoblastos[161].

Células estaminais do ligamento periodontal

O potencial de multilinhagem das células estaminais do ligamento periodontal (PDLSCs) permite-lhes diferenciar-se em fenótipos adipogénicos, osteogénicos e condrogénicos in vivo[162].

Células estaminais da parte apical da papila

Uma nova população de células estaminais dentárias foi descoberta por Sonoyama et al. em 2006; chamaram-lhes células estaminais da região apical da papila (SCAPs). Embora as SCAPs sejam células clonogénicas semelhantes a fibroblastos, proliferam mais rapidamente do que as DPSCs[163].

Células estaminais mesenquimais derivadas da medula óssea

A mesoderme é a génese das células estaminais mesenquimais derivadas da medula óssea (BMSC). Embora possam ser derivadas de uma variedade de locais, incluindo o periósteo e a membrana sinovial, ainda não se sabe qual a fonte que resultará no melhor desenvolvimento dentário[164,165].

Células estaminais do folículo dentário

As células estaminais do folículo dentário do terceiro molar humano foram identificadas em 2005 por Morsczeck et al. A capacidade das DFPC para se diferenciarem em células osteogénicas, adipogénicas e neurogénicas foi demonstrada numa investigação in vitro. As células imortalizadas do folículo dentário foram bem sucedidas na regeneração de um novo ligamento periodontal após implantação in vivo (PDL)[166-168].

Banco de células estaminais dentárias

Utilizando os dentes decíduos da sua filha, que na altura tinha seis anos de idade, o pediatra Dr. Songtao Shi conseguiu identificar, desenvolver e manter a capacidade de regeneração das células estaminais dentárias. Deu a essas células o nome de "SHED" [(169)].

Vantagens da banca SHED[169,170,150,151]

- Oferece um transplante autólogo permanente.
- Processo simples e indolor.

- As células SHED funcionam em conjunto com as células estaminais do sangue do cordão umbilical.
- Útil para a família direta do dador.
- Ao contrário das células estaminais embrionárias, não estão sujeitas às mesmas questões éticas.

Quadro 10: Funções das células estaminais[171]

Células	**Localização**	**Aplicações regenerativas (in vivo)**	**Formação de neoplasias**
Células estaminais epiteliais	Epitélio gengival e outro epitélio oral	Reparação da córnea, reconstrução do epitélio esofágico	Negativo
MSCs orais			
MSCs dentárias			
DPSC	Polpa dentária	Polpa dentária, ligamento periodontal, neural, osso, músculo, córnea, endotelial	Negativo
CAIXA	Polpa dentária imatura	Regeneração da polpa dentária, neural, óssea	Negativo
SCAP		Papila apical	
MSCs não dentárias			
PDLSC	Ligamento periodontal	Ligamento periodontal, osso, tendão, cartilagem	Negativo
GMSC		Gengival	

Abreviaturas: DPSC, células estaminais da polpa dentária; GMSC, células estaminais mesenquimais da gengiva; MSCs, células estaminais mesenquimais; PDLSC, células estaminais do ligamento periodontal; SCAP, células estaminais da papila apical; SHED, células estaminais de dentes decíduos esfoliados.

4. CONSIDERAÇÕES PÓS-NATAIS

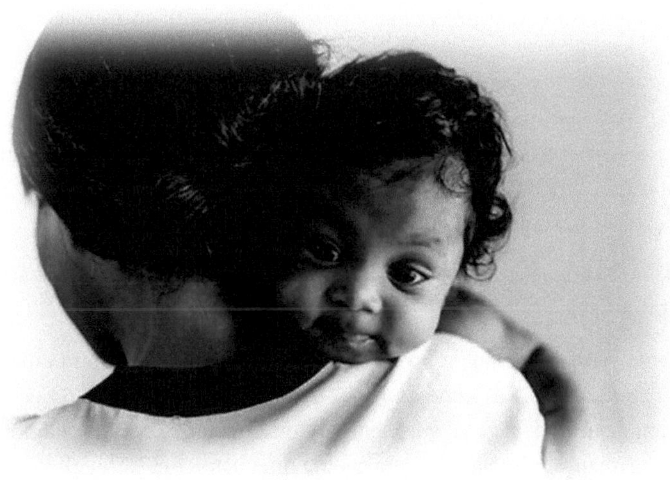

4.1- Problemas orais na infância

A Academia Americana de Odontopediatria (AAPD) tomou uma posição sobre a saúde oral dos recém-nascidos em 1986, aconselhando que a primeira visita ocorra, o mais tardar, seis meses após a erupção do primeiro dente primário[172].
Por várias razões, o início dos cuidados dentários na infância é ideal: as cáries dentárias não tiveram tempo de se formar, os maus hábitos não se instalaram e toda a gama de ferramentas preventivas dentárias está disponível[173].

O objetivo de manter uma boa saúde dentária ao longo da vida é possível graças à oportunidade especial que a saúde oral infantil apresenta.

CCE

A cárie precoce da infância é uma doença pandémica em algumas populações, nomeadamente em crianças muito pequenas de grupos minoritários com baixos rendimentos, raciais e étnicos, apesar de a sua prevenção ser bastante barata.

Até 70% das crianças em comunidades desfavorecidas podem ter cáries na primeira infância[174].

A cárie na primeira infância propaga-se rapidamente e, na altura em que se procura tratamento, a condição pode ser suficientemente grave para necessitar de anestesia geral ou sedação. Consequentemente, o tratamento da cárie na primeira infância tem geralmente um custo considerável[175].

A natureza cíclica da cárie na primeira infância, em que as crianças afectadas continuam a estar em risco durante toda a infância, mesmo na presença de intervenções preventivas eficazes, é preocupante[176].

Figura 3: Exemplo de um protocolo de gestão de cáries para crianças de 1 a 2 anos de idade[177]

Risk Category	Diagnostics	INTERVENTIONS		
		Fluoride	Diet	Restorative
Low risk	Recall every 6–12 months Baseline MS[a]	Twice daily brushing with fluoridated toothpaste[b]	Counseling	Surveillance[c]
Moderate risk Parent engaged	Recall every 6 months Baseline MS[a]	Twice daily brushing with fluoridated toothpaste[b] Fluoride supplements[d] Professional topical treatment every 6 months	Counseling	Active surveillance[e] of incipient lesions
Moderate risk Parent not engaged	Recall every 6 months Baseline MS[a]	Twice daily brushing with fluoridated toothpaste[b] Professional topical treatment every 6 months	Counseling, with limited expectations	Active surveillance[e] of incipient lesions
High risk Parent engaged	Recall every 3 months Baseline and follow up MS[a]	Twice daily brushing with fluoridated toothpaste[b] Fluoride supplements[d] Professional topical treatment every 3 months	Counseling	Active surveillance[e] of incipient lesions Restore cavitated lesions with ITR or definitive restorations
High risk Parent not engaged	Recall every 3 months Baseline and follow up MS[a]	Twice daily brushing with fluoridated toothpaste[b] Professional topical treatment every 3 months	Counseling, with limited expectations	Active surveillance[e] of incipient lesions Restore cavitated lesions with ITR or definitive restorations

[a]Salivary MS bacterial levels.
[b]Parental supervision of a "smear" amount of toothpaste.
[c]Periodic monitoring for signs of caries progression.
[d]Need to consider fluoride levels in drinking water.
[e]Careful monitoring of caries progression and prevention program.
ITR, Interim therapeutic restoration; *MS*, mutans streptococci.
From American Academy of Pediatric Dentistry. Clinical guideline on caries-risk assessment and management for infants, children, and adolescents. *Pediatr Dent.* 2016;38(special issue):142–149.

Figura 4: Patologia oral infantil e achados clínicos invulgares [177]

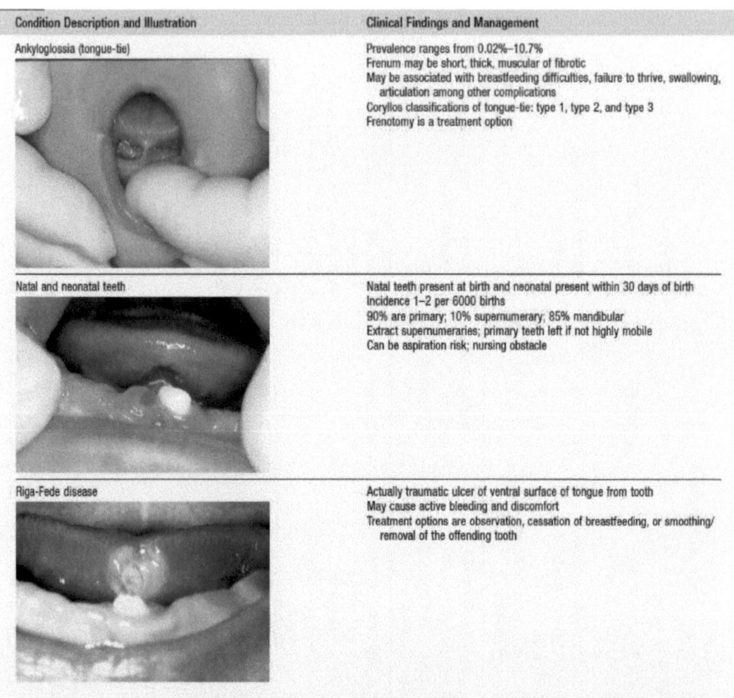

Condition Description and Illustration	Clinical Findings and Management
Ankyloglossia (tongue-tie)	Prevalence ranges from 0.02%–10.7% Frenum may be short, thick, muscular of fibrotic May be associated with breastfeeding difficulties, failure to thrive, swallowing, articulation among other complications Coryllos classifications of tongue-tie: type 1, type 2, and type 3 Frenotomy is a treatment option
Natal and neonatal teeth	Natal teeth present at birth and neonatal present within 30 days of birth Incidence 1–2 per 6000 births 90% are primary; 10% supernumerary; 85% mandibular Extract supernumeraries; primary teeth left if not highly mobile Can be aspiration risk; nursing obstacle
Riga-Fede disease	Actually traumatic ulcer of ventral surface of tongue from tooth May cause active bleeding and discomfort Treatment options are observation, cessation of breastfeeding, or smoothing/ removal of the offending tooth

Poucos profissionais médicos em zonas remotas do país assumiram esta tarefa, apesar dos esforços da profissão médica para aumentar o envolvimento dos médicos de cuidados primários pediátricos na prestação de serviços de saúde oral a crianças pequenas. É necessário fazer mais para promover oportunidades de formação contínua em todo o país, aumentar a sensibilização para os cuidados de saúde oral preventivos nas escolas de medicina e nos programas de residência, e defender que os decisores políticos paguem os serviços de cuidados de saúde oral pediátricos.

4.2- Práticas de alimentação

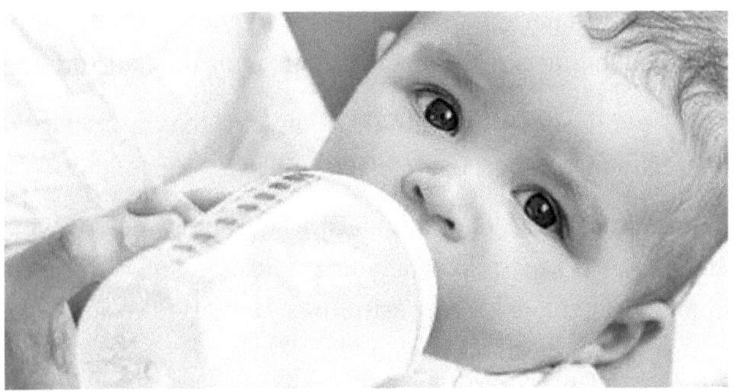

É sabido que o aleitamento materno é benéfico para a saúde da mãe e da criança. Os bebés alimentados com fórmulas têm maior probabilidade de contrair gastroenterite, infecções respiratórias, alergias e obesidade, ao passo que as mães alimentadas com fórmulas têm maior probabilidade de desenvolver doenças malignas reprodutivas[178].

De acordo com a Organização Mundial de Saúde, o aleitamento materno deve continuar até dois anos após o nascimento e ser exclusivo durante os primeiros seis meses (OMS 2002). A conceção de intervenções adequadas e eficazes para ajudar as mães a atingirem os seus objectivos de amamentação requer uma compreensão dos factores que afectam o tempo que uma mulher amamenta.

A decisão de amamentar é difícil devido às opiniões e preocupações sobre os inconvenientes, as dificuldades e a humilhação [179].

A duração do aleitamento materno é influenciada por variáveis físicas e psicológicas nas mães que querem amamentar[180].

A duração do aleitamento materno também tem sido associada a caraterísticas maternas. A duração do aleitamento materno e o conhecimento e sensibilização maternos estão intimamente relacionados, com as mães que são proactivas na procura de ajuda e educação a tenderem a amamentar durante mais tempo[181-183]

Tanto a Academia Americana de Pediatria como a Organização Mundial de Saúde aconselham a amamentação exclusiva durante os primeiros seis meses, seguida de um período de amamentação contínua e da introdução de alimentos suplementares até a criança ter dois anos de idade ou mais.

O crescimento e o desenvolvimento do complexo maxilo-mandibular estão ligados ao aleitamento materno adequado[184-190].

Esta ligação pode resultar da estimulação neuromuscular provocada pelo processo de sucção do mamilo, que aumenta o tónus perioral e favorece o posicionamento adequado das estruturas envolvidas na mastigação, deglutição, respiração nasal e fonação[184,189,190-193].

No entanto, foi levantada a hipótese de que esses estímulos, se criados de forma inadequada, poderiam causar respostas ósseas e levar a um crescimento insuficiente da maxila[190,194,195].

Por este motivo, pensa-se que o ambiente pode ter um impacto no padrão de crescimento e desenvolvimento dos ossos faciais, apesar de os factores genéticos estarem significativamente relacionados com este processo[196].

As más oclusões dentárias, que resultam de padrões alterados de crescimento e desenvolvimento dos ossos do crânio, são o resultado de ligações incorrectas entre as peças dentárias[194].

Apenas nos adolescentes com história de bruxismo até depois dos 6 anos de idade é que se verificou uma correlação entre a não amamentação/amamentação por um breve período (FB/BSP) e um aumento da prevalência de más oclusões de classe II e III (Angle).

Apenas em adolescentes com um longo historial de respiração bucal foi observada uma correlação entre a amamentação e o tipo de perfil facial[197].

O aleitamento materno adequado está relacionado com o desenvolvimento do maxilar inferior ao longo dos primeiros anos da infância e com uma arcada dentária saudável, o que reduz a probabilidade de más oclusões esqueléticas e dentárias[188,193,198-201].

Na musculatura perioral, a amamentação provoca tensão e relaxamento que servem de estímulo neuromuscular para o crescimento e a remodelação da mandíbula. Segundo Moss, as matrizes funcionais - relações entre componentes que têm um objetivo - provocam a formação de osso e cartilagem. A ossificação endocondral ou intramembranosa seriam as duas formas de ocorrer o subsequente processo osteogénico mandibular. A ossificação endocondral do tecido cartilaginoso na cabeça do processo condilar é notavelmente favorecida pela amamentação natural[185,190,191].

Isso explicaria como o FB/BSP poderia afetar negativamente o crescimento mandibular, possivelmente resultando em um osso menor e retroposicionado, o que, por sua vez, mudaria a forma como os processos alveolares e os dentes interagem, possivelmente resultando em um perfil mais convexo[187].

A musculatura perioral é muito solicitada durante a sucção do peito. O trabalho consistente e repetitivo garante a formação das funções orais corretas e favorece o crescimento saudável desta musculatura, aumentando o seu tónus[184,192].

Os dados de que a amamentação protege contra o desenvolvimento de más oclusões devem ser lidos com cautela, porque a amamentação começa antes de os dentes começarem a aparecer, mesmo que a exposição sob investigação tenha ocorrido antes dos resultados que foram examinados.

4.3- Aconselhamento dietético para a saúde oral do bebé

O aconselhamento dietético é um componente crucial da orientação antecipada durante a consulta de saúde oral do bebé. À semelhança das recomendações dietéticas para crianças de todas as idades, o foco principal é a frequência com que o açúcar é consumido[202].

De acordo com a Academia Americana de Odontopediatria (AAPD) "dentistas pediátricos deve fornecer aconselhamento dietético em conjunto com com outros serviços preventivos para os seus pacientes"[203].

Amamentação

As diretrizes de aleitamento materno da AAP têm o apoio da AAPD.

A Academia Americana de Pediatria (AAP) sugere o aleitamento materno exclusivo durante os primeiros seis meses, seguido da adição de alimentos sólidos enriquecidos com ferro entre os seis e os doze meses de idade. De acordo com a investigação, "os bebés que foram amamentados com mais frequência do que com fórmulas infantis ou durante períodos de tempo mais longos tinham menos hipóteses de ter excesso de peso durante a infância e a adolescência". A amamentação nocturna ad libitum deve ser evitada quando o primeiro dente primário começa a erupcionar, de acordo com a AAPD[203-206].

Alimentação a biberão

Por conseguinte, parece que a alimentação por biberão é a técnica mais comum de alimentação infantil, com 95% das crianças com idades compreendidas entre os 6 meses e os 5 anos a terem utilizado um biberão.

A fórmula para bebés tem o potencial de ser cariogénica e acidogénica. Por isso, é importante educar os pais sobre os efeitos nocivos do uso incorreto do biberão e a importância de bons hábitos de higiene dentária antes da erupção dos primeiros dentes primários. O uso do biberão para adormecer uma criança deve ser desencorajado[206-209].

Desmame

Os bebés devem ser amamentados durante pelo menos 12 meses e "depois disso, durante o tempo que for mutuamente desejado", de acordo com a AAP[204].

No entanto, foi referido que "a amamentação durante mais de um ano e à noite após o aparecimento dos dentes pode estar relacionada com a Cárie Precoce da Infância"[210].

Pode haver uma ligação entre o consumo continuado de biberões após os 12 meses de idade e as cáries dentárias[211].

Os dentistas pediátricos devem aconselhar os pais a seguirem a recomendação da AAPD de que os bebés devem ser desmamados do biberão entre os 12 e os 14 meses de idade e devem começar a beber num copo quando se aproxima o seu primeiro aniversário[206].

Suplementos dietéticos de fluoreto[212]

Todas as crianças devem ser expostas ao flúor todos os dias, de acordo com a AAPD, como principal medida preventiva. A exposição de um bebé ao flúor na água potável deve ser avaliada com base no facto de ter ou não acesso a água fluoretada através do abastecimento de água da sua comunidade ou através de testes de água, se estiver a utilizar água de poço. Os bebés cujas famílias consomem água engarrafada ou utilizam sistemas de filtragem de água, mas que têm acesso a flúor no abastecimento de água da sua comunidade, devem ser avaliados para determinar se podem beneficiar de um suplemento dietético de flúor.

Os suplementos dietéticos de flúor com 0,25 mg de flúor por dia devem ser administrados a bebés com mais de 6 meses que estejam expostos a água com menos de 0,3 ppm de flúor.

Independentemente da quantidade de flúor existente na água, os bebés com menos de seis meses não devem receber suplementos nutricionais.

Consumo de sumos de fruta

Deve ser oferecido aos bebés puré ou puré de frutos inteiros. É importante ter em conta a probabilidade de serem adicionados açúcares às preparações comerciais.

De acordo com a AAP, os sumos de fruta não proporcionam qualquer benefício nutricional aos bebés com menos de seis meses de idade. O consumo excessivo de sumos de fruta tem sido associado à desnutrição.

Além disso, as bebidas à base de sumo que foram reconstituídas a partir de concentrados podem incluir doces adicionados[213].

Os sumos e as bebidas à base de sumo "parecem substituir a ingestão de leite e de leite em pó durante a fase de transição da alimentação do bebé", entre os 6 e os 24 meses de idade, segundo um estudo[214].

Biberões e substratos cariogénicos

De acordo com a AAP, "o sumo não deve ser dado aos bebés em biberões ou em copos cobertos facilmente transportáveis que lhes permitam consumir facilmente sumo ao longo do dia. O sumo não deve ser dado aos bebés antes de dormir[213].

"Foi estabelecido que a associação entre o consumo de açúcar e a cárie é consideravelmente mais fraca do que era na época atual de exposição ao flúor", segundo uma revisão sistemática sobre o assunto. No entanto, a redução do consumo de açúcar continua a ser uma componente justificável da prevenção das cáries, se não for sempre a mais importante[215].

Consumo de cereais

A AAP aconselha a introdução de alimentos sólidos nos bebés aos 6 meses de idade, de preferência através de purés de carne ou cereais infantis com ferro adicionado [213].

De acordo com alguns estudos, os bebés não devem consumir leite de vaca durante o primeiro ano de vida, a fim de evitar a anemia por deficiência de ferro e o consequente comprometimento do desenvolvimento cognitivo, motor e comportamental. Por conseguinte, os cereais devem ser dados aos bebés com menos de um ano de idade com leite materno ou fórmula infantil. Durante o segundo ano de vida, a ingestão diária de leite de vaca deve ser inferior a 24 onças [216].

De acordo com uma revisão pragmática da evidência, os pais devem ser aconselhados a alimentar os seus bebés com mais de 6 meses apenas com cereais infantis fortificados com ferro. Devem ser alertados para não deixarem os seus filhos comer cereais açucarados indiscriminadamente entre as refeições, especialmente se não beberem também leite ou leite em pó para bebés [202].

Alimentos e engasgamento

Os pais precisam de ser informados sobre a possibilidade de diferentes alimentos poderem constituir um risco de asfixia para os bebés. A AAP recomenda que os alimentos sejam "amassados ou cortados em pedaços pequenos e fáceis de manusear" durante a alimentação de um bebé[217].

Está documentado que as crianças que aspiram snacks de gel com sabor a fruta sofrem de bloqueio das vias respiratórias superiores e colapso cardíaco[218].

Nozes de qualquer tipo, sementes de girassol, melancia com sementes, cerejas com caroço, cenouras cruas, ervilhas cruas, aipo cru, pipocas e doces duros nunca devem ser dados aos bebés. Se alimentos macios como "cachorros quentes, salsichas, uvas e caramelos forem cortados em pequenos pedaços, podem ser servidos". Ao dar a crianças pequenas alimentos como maçãs e pêras cruas, que podem ser difíceis de mastigar porque têm poucos ou nenhuns dentes, os pais devem ter cuidado[219].

Os bebés só devem ser alimentados sentados e sob a supervisão de um adulto[217].

4.4- Conceito de lar dentário

A maioria dos profissionais de medicina dentária não está familiarizada com a ideia de uma casa dentária para crianças.

O domicílio dentário pode aumentar a disponibilidade de cuidados dentários preventivos para as crianças, o que pode reduzir as disparidades em termos de doenças. O estabelecimento precoce em casa pode diminuir a ansiedade, introduzir a criança na prevenção e na intervenção precoce antes de surgirem problemas e facilitar o encaminhamento.

A política de lares dentários foi criada pela Academia Americana de Odontopediatria (AAPD) e foi actualizada em 2004. É definida como "O lar dentário é a relação contínua entre
o dentista e o paciente, incluindo todos os aspectos dos cuidados de saúde oral prestados de uma forma abrangente, continuamente acessível, coordenada e centrada na família. O estabelecimento de um lar dentário começa, o mais tardar, aos 12 meses de idade e inclui o encaminhamento para especialistas dentários
se for caso disso". [220]

Figura 5:

IDEAL CHARACTERISTICS AND PRACTICAL ADVANTAGES OF A DENTAL HOME.

CHARACTERISTIC	DESCRIPTION	PRACTICAL ADVANTAGES
Accessible	— Care provided in the child's community — All insurance accepted and changes in coverage accommodated	— Source of care is close to home and accessible to family — Minimal hassle encountered with payment — Office ready for treatment in emergency situations — Office is nonbiased in dealing with children with special health care needs, or CSHCN — Dentist knows community needs and resources (fluoride in water)
Family-Centered	— Recognition of the centeredness of the family — Unbiased complete information is shared on an ongoing basis	— Low parent/child anxiety improves care — Care protocols are comfortable to family (behavior management) — Appropriate role of parents in home care is established
Continuous	— Same primary care providers from infancy through adolescence — Assistance provided with transitions (for example, to school)	— Appropriate recall intervals are based on child's needs — Continuity of care is better owing to recall system vs. episodic care — Coordination of complex dental treatment is possible (traumatic injury) — Liaison with medical providers for CSHCN is improved (congenital heart disease)
Comprehensive	— Health care available 24 hours per day, seven days per week — Preventive, primary, tertiary care provided	— Emergency access is ensured — Care manager and primary care dentist are in same place
Coordinated	— Families linked to support, education and community services — Information centralized	— Records centralized — School, workshop, therapy linkages established and known (cleft palate care)
Compassionate	— Expressed and demonstrated concern for child and family	— Dentist-child relationship is established — Family relationship is established — Children less anxious owing to familiarity
Culturally Competent	— Cultural background recognized, valued, respected	— Mechanism is established for communication for ongoing care — Specialized resources are known and proven if needed — Staff may speak other languages and know dental terminology

A maior compreensão da medicina social e dos métodos científicos para a prevenção e o controlo clínicos da cárie será benéfica para a implementação do conceito de lar dentário.

A fim de visar as pessoas que estão em maior risco de contrair a doença, a implementação eficaz do domicílio dentário exigirá uma atenção especial às tendências epidemiológicas, demográficas e dos serviços de saúde[222].

4.5- Dentição

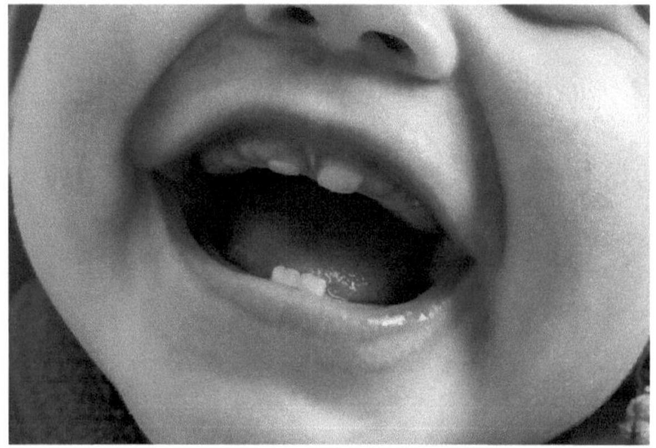

A investigação científica não refutou completamente a sabedoria convencional sobre o impacto da dentição na saúde do recém-nascido, que tem sido um tópico de discussão durante décadas. O primeiro dente de uma criança aparece tipicamente entre os 4 e os 10 meses de idade e, quando a criança tem 30 meses de idade, quase todos os seus 20 dentes decíduos já apareceram[223].

Assim, entre os 6 e os 30 anos de idade, erupciona, em média, quase um dente por mês, o que coincide com a época em que se sabe que os bebés sofrem frequentemente de doenças ligeiras e passam por rápidas alterações de desenvolvimento. Parece ser praticamente universal, em todas as culturas e países, atribuir sinais e sintomas relacionados com doenças à dentição, muito provavelmente como resultado desta ligação temporal[224].

Pensa-se que a dentição infantil é a causa de muitos sintomas. Enquanto alguns deles podem parecer insignificantes para si ou para os seus pais, como a irritabilidade, a baba, a boca e as perturbações do sono, outros, como a febre, a diarreia, as infecções dos ouvidos e a suscetibilidade às infecções, podem ter repercussões muito mais graves[225].

A maioria dos recém-nascidos acha que a dentição é difícil e dolorosa, e pode ser incrivelmente perturbadora para os pais também. As gengivas incham e ficam sensíveis ao toque mesmo antes da erupção dos dentes. Os bebés babam-se excessivamente e ficam agitados e inquietos. Exercendo pressão sobre as gengivas, mastigando os dedos e mordendo o que estiver por perto, tentam aliviar o seu desconforto[224].

Mais de 90% dos pais pensam que a dentição está relacionada com uma série de sintomas que começam entre os 3 e os 11 meses de idade e desaparecem entre os 18 e os 36 meses[224].

Os pais e os profissionais de saúde concordam que a agitação e a febre são os sinais mais frequentes da dentição, seguidos da diarreia e das fezes moles.

Ao contrário de Macknin et al., Tanasen não encontrou qualquer correlação entre a dentição e infecções, diarreia, febre, erupção cutânea, perturbações do sono, convulsões, tosse ou esfregar o ouvido ou a bochecha. Em vez disso, ela descobriu que a erupção dos dentes estava ligada à inquietação diurna, chupar o dedo, esfregar as gengivas, babar e possivelmente à perda de apetite[226,227].

Descobriu-se que a erupção dentária era acompanhada de baba, mordedura de mãos, lábios ou objectos, inquietação e choro noturno, o que pode indicar que estes sintomas têm raízes desenvolvimentais[228,229].

Depois de um primeiro semestre de vida relativamente sem problemas, parece provável que a dentição seja o bode expiatório de muitos outros acontecimentos que ocorrem entre os seis e os 24 meses de idade.

O aumento abrupto das infecções respiratórias, do ouvido médio e das diarreias nesta idade, bem como doenças específicas como a gengivoestomatite herpética ligeira e o herpesvírus humano, podem estar entre elas[230].

Os pais podem considerar benéfico, durante este período de doença frequente e de mudanças de comportamento, atribuir sintomas menores e desagradáveis a uma causa razoável que possam tratar de forma fácil e legítima com a ajuda de amigos, familiares e profissionais de saúde, sem julgarem [231].

A desidratação pode ocorrer em recém-nascidos com "diarreia de dentição" tão facilmente como em crianças com diarreia sem dentição. Os profissionais de cuidados primários devem estar cientes dos mitos que rodeiam a ligação entre a diarreia do recém-nascido e a dentição, e devem ensinar os pais a detetar os primeiros sinais de desidratação nos seus filhos. Além disso, estas crenças podem fazer com que os especialistas tenham dificuldade em lidar com alguns dos problemas típicos de desenvolvimento dos bebés e podem resultar na deteção tardia de doenças graves. A educação parental é, no entanto, necessária para garantir que os pais reagem adequadamente quando confrontados com sinais como febre alta, letargia ou agitação excessiva, mesmo na ausência de dados científicos que apoiem estes pontos de vista[232].

Segundo a maioria dos profissionais de saúde pediátrica e quase todos os pais, a maior parte dos sintomas são modestos e estão mais relacionados com o desconforto do que com uma doença física. No entanto, uma temperatura superior a 38,5°C ou outros sintomas significativos num bebé não devem ser descartados pelos médicos como resultado da dentição e não devem ser ignorados. Em vez disso, devem ser corretamente avaliados e devem ser excluídas quaisquer outras razões potenciais[224].

Implicações práticas

É bastante alarmante o facto de alguns profissionais de saúde, sobretudo enfermeiros, mas também médicos, poderem considerar como dentição alguns sintomas perigosos nos recém-nascidos. Poderá ser necessário educar os profissionais de saúde de forma mais aprofundada sobre este assunto aparentemente sem importância. É igualmente vital educar os pais sobre as fases de desenvolvimento típicas da primeira infância e informá-los de que alguns sintomas não devem ser confundidos com a dentição porque podem ter uma causa subjacente mais grave[224].

4.6- Marcos de crescimento e desenvolvimento

O desenvolvimento do bebé processa-se de forma sistemática e previsível, determinada de forma inata. Progride de cefálico para caudal, de proximal para distal, de respostas generalizadas para respostas particulares, orientadas para um objetivo e cada vez mais pormenorizadas aos estímulos. Os factores extrínsecos têm o poder de alterar tanto a velocidade como a natureza do progresso do desenvolvimento.

Durante a vigilância contínua do desenvolvimento no contexto da supervisão sanitária, cada domínio do desenvolvimento deve ser avaliado. As generalizações sobre o desenvolvimento não podem ser feitas apenas com base na avaliação das capacidades num determinado domínio do desenvolvimento (por exemplo, a cognição do bebé não pode ser descrita utilizando marcos da motricidade grossa). No entanto, o crescimento e a avaliação das aptidões noutros domínios do desenvolvimento são influenciados pelas aptidões num desses domínios.

O problema de desenvolvimento mais frequente com que os pediatras gerais se deparam são os atrasos da fala, mas estes problemas são por vezes mal compreendidos ou não são rapidamente diagnosticados. O clínico estará mais apto a encaminhar os doentes para um diagnóstico preciso e tratamento adequado se estiver ciente das diferenças entre um atraso isolado da fala, que é tipicamente ambiental e pode ser remediado, e um verdadeiro atraso da linguagem, que é um problema combinado de expressão e receção que sugere uma patologia mais grave[233].

Figura 6: Parâmetros médios de crescimento físico

AGE	OCCIPITOFRONTAL CIRCUMFERENCE	HEIGHT	WEIGHT	DENTITION
Birth	35.0 cm (13.8 in) +2 cm/mo (0 to 3 mo) +1 cm/mo (3 to 6 mo) +.5 cm/mo (6 to 12 mo) Mean = 1 cm/mo	50.8 cm (20.0 in) +25.4 cm	3.0 to 3.5 kg (6.6 to 7.7 lb) Regains birthweight by 2 wk Doubles birthweight by 5 mo	Central incisors—6 mo Lateral incisors—8 mo
1 year	47.0 cm (18.5 in) +2 cm	76.2 cm (30.0 in) +12.7 cm	10.0 kg (22 lb) Triples birthweight	First molars—14 mo Canines—19 mo
2 years	49.0 cm (19.3 in)	88.9 cm (35.0 in)	12.0 to 12.5 kg (26.4 to 27.5 lb) Quadruples birthweight	Second molars—24 mo

Figura 7: Desenvolvimento motor

MOS.	GROSS MOTOR SKILLS	FINE MOTOR SKILLS	RED FLAGS
1	Head up in prone	Hands tightly fisted	
2	Chest up in prone position Head bobs erect if held sitting	Retains rattle (briefly) if placed in hand Hands unfisted half of time	Rolling prior to 3 months may indicate hypertonia
3	Partial head lag Rests on forearms in prone	Hands unfisted most of time Bats at objects Sustained voluntary grasp possible if object placed in ulnar side of hand	
4	Up on hands in prone Rolls front to back No head lag	Obtains/retains rattle Reaches/engages hands in supine Clutches at objects	
5	Rolls back to front Lifts head when pulled to sit Sits with pelvic support Anterior protection	Transfers objects hand-mouth-hand Palmar grasp of dowel, thumb adducted	Poor head control
6	Sits-props on hands	Transfers objects hand-hand Immature rake of pellet	
7	Sits without support Supports weight and bounces while standing Commando crawls Feet to mouth Lateral protection	Radial-palmar grasp of cube Pulls round peg out Inferior scissors grasp of pellet; rakes object into palm	W-sitting and bunny hopping, may indicate adductor spasticity or hypotonia
8	Gets into sitting position Reaches with one hand while 4-point kneeling	Scissors grasp of pellet held between thumb and side of curled index finger Takes second block; holds 1 block in each hand	
9	Pulls to stand Creeps on hands and knees	Radial-digital grasp of cube held with thumb and finger tips Inferior pincer grasp of pellet held between ventral surfaces of thumb and index finger	Persistence of primitive reflexes may indicate neuromotor disorder

continued

MOS.	GROSS MOTOR SKILLS	FINE MOTOR SKILLS	RED FLAGS
10	Cruises around furniture Walks with 2 hands held	Isolates index finger and pokes Clumsy release of cube into box; hand rests on edge Pincer grasp, held between distal pads of thumb and index finger	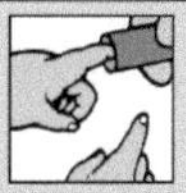 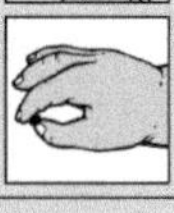
11	Stands alone Walks with 1 hand held		
12	Independent steps Posterior protection	Fine pincer grasp of pellet between finger tips Marks with crayon Attempts tower of 2 cubes Precise release of cube Attempts release of pellet into bottle	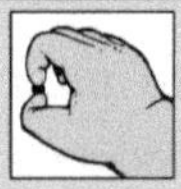 Failure to develop protective reactions may indicate neuromotor disorder
14	Walks well independently	Tower of 2 cubes Attains third cube	
16	Creeps up stairs Runs stiff-legged Climbs on furniture Walks backwards Stoops and recovers	Precise release of pellet into small container Tower of 3 cubes Imitates scribble	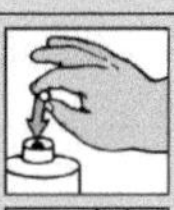 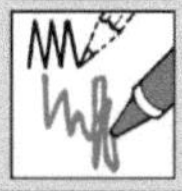
18	Push/pulls large object Throws ball while standing Seats self in small chair	Tower of 4 cubes Crudely imitates single stroke Scribbles spontaneously	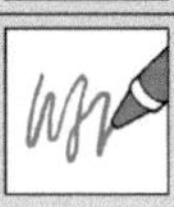 Hand dominance prior to 18 months may indicate contralateral weakness
20	Walks up stairs with hand held	Completes square pegboard	
22	Walks up stairs with rail, marking time Squats in play	Tower of 6 cubes	
24	Jumps in place Kicks ball Walks down stairs with rail, marking time Throws overhand	Train of cubes without stack Imitates vertical stroke	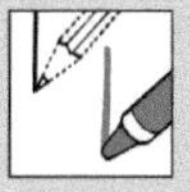 Inability to walk up and down stairs may be the result of lack of opportunity

Illustrations and accompanying text modified with permission from the Erhardt Developmental Prehension Assessment. In Erhardt RP. **Developmental Hand Dysfunction: Theory Assessment, Treatment. 2nd ed.** *San Antonio, Tex: Therapy Skill Builders; 1994.*

Figura 8: Desenvolvimento da motricidade grossa

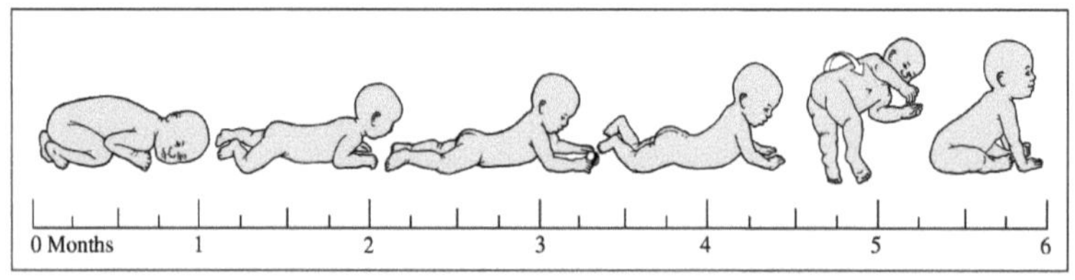

Para identificar os padrões precoces que são patológicos e que podem significar uma potencial perturbação do desenvolvimento, é crucial compreender o desenvolvimento normal e as variações aceitáveis nos padrões normais de desenvolvimento. O diagnóstico precoce das perturbações do desenvolvimento e o encaminhamento imediato para programas de intervenção precoce dependem da avaliação do nível de competências e do acompanhamento das etapas do desenvolvimento[234].

4.7- Hábitos

Alguns comportamentos orais em recém-nascidos têm sido associados a doenças ou a resultados desfavoráveis, como a ligação entre a otite média aguda e o fim precoce da amamentação. Para além da infância, não há muita investigação que relacione os hábitos orais com a saúde geral; no entanto, estes hábitos enraizados podem ter um impacto significativo nas caraterísticas orofaciais[235].

As crianças praticam regularmente a sucção labial, a respiração bucal, o impulso da língua, a sucção nutritiva e não nutritiva e o bruxismo[236].

Os problemas ortodônticos mais comuns provocados pelos hábitos orais são o aumento da altura facial, o aumento do overjet, a mordida cruzada posterior e a mordida aberta anterior. Em situações extremas, as alterações funcionais podem causar um crescimento assimétrico com consequências graves que podem perdurar até à idade adulta, como o afastamento da mandíbula de uma mordida cruzada unilateral[236].

A sucção nutritiva e não-nutritiva são as duas categorias básicas que foram discutidas. A primeira é um comportamento que pode envolver a sucção de chupetas (também conhecidas como chupetas) ou de dígitos, enquanto a segunda está associada ao ato de adquirir sustento[237].

SUCÇÃO NUTRITIVA E NÃO-NUTRITIVA DESENVOLVIMENTO DA SUCÇÃO

Durante o período perinatal, desenvolvem-se os movimentos de sucção, que estão entre as primeiras actividades musculares coordenadas[237-241].

Os reflexos orais e de engasgamento começam a desenvolver-se entre as semanas 12 e 16, um pouco mais cedo do que os reflexos de sucção, que começam a formar-se por volta da semana 24[240].

Pelo contrário, a ação muito ativa e complexa da alimentação, que implica um ciclo de sucção, deglutição e respiração, começa a desenvolver-se muito mais tarde no período pré-natal e só está completamente sincronizada por volta das 32 a 34 semanas. A duração, a velocidade e a força dos dois estilos de sucção também diferem.

Durante a amamentação ou o biberão, a sucção nutritiva ocorre a um ritmo constante de uma sucção por segundo [237].

A sucção não-nutritiva (NNS) é mais frequente, com uma taxa de duas sucções por segundo, e pensa-se que serve para satisfazer o desejo inato do bebé de mamar ou para controlar o seu comportamento [237].

SUCÇÃO NUTRITIVA

Durante o aleitamento materno e o biberão, a sucção nutritiva pode ter um impacto no desenvolvimento craniofacial do bebé.

Pode haver uma ligação entre a melhoria do desenvolvimento craniofacial.

Foram realizados vários estudos que atestam as vantagens nutricionais, imunológicas e de desenvolvimento do aleitamento materno, incluindo a diminuição da incidência de má oclusão entre as crianças amamentadas. No entanto, devido à alta prevalência de SNE, tem sido um desafio avaliar o impacto do aleitamento materno, e os resultados têm sido inconsistentes, com vários estudos não conseguindo detetar qualquer ligação[242,243].

Os padrões radicalmente diferentes de ativação muscular entre os dois métodos de alimentação, no entanto, sugerem que a amamentação é suscetível de resultar em taxas mais baixas de mordida aberta anterior e mordida cruzada posterior do que a alimentação com biberão[244-246].

Quando amamenta, a boca do bebé foi comparada ao mamilo da mãe que está a ser apertado, em vez de a língua agir como uma pistola quando chupa a tetina do biberão[247].

Os músculos orofaciais do bebé têm de trabalhar mais durante a amamentação devido à interrupção do fluxo de leite, o que promove o crescimento mandibular e o desenvolvimento muscular[248].

Além disso, a língua é deslocada anteriormente porque o mamilo do peito da mãe é colocado na boca da criança mais anteriormente do que a tetina de um biberão, que é apontada mais para trás em direção à parede da faringe. Esses elementos podem provocar o surgimento de hábitos anormais de deglutição, como o empurrão de língua, o que pode agravar ainda mais a má oclusão.

Tendo em conta a esmagadora quantidade de investigação que apoia os benefícios do aleitamento materno e as actuais recomendações da

Organização Mundial de Saúde, as mães devem ser encorajadas a amamentar exclusivamente durante os primeiros seis meses de vida da criança e a continuar a fazê-lo até aos 12 meses de idade ou mais, antes de introduzirem alimentos sólidos adequados[249,250].

SUCÇÃO NÃO NUTRITIVA

Apesar de ter sido demonstrado que a sucção é vantajosa, especialmente nos primeiros anos de vida, a SNS crónica tem sido associada a uma série de consequências negativas no desenvolvimento dentário e oral. Nos primeiros dois anos de vida, o SNS pode ser considerado normal ou aceitável, mas se persistir após os três ou quatro anos de idade, pode causar alterações nas dentições decídua e/ou permanente. Além disso, crianças de categorias socioeconómicas mais elevadas e aquelas cujas mães são mais velhas ou mais instruídas podem apresentar hábitos não nutritivos com maior frequência[251,252].

Os pais devem ser aconselhados a manterem-se atentos à frequência e à gravidade do SNS, especialmente à sucção do dedo, que é mais provável que se mantenha após os quatro anos de idade. Se os hábitos não se alterarem, poderá ser necessária uma intervenção.

Os pais devem ser instados a adotar uma atitude mais positiva em relação ao hábito, uma vez que a insistência e a repreensão dos pais podem ter o efeito contrário ao pretendido[253,254].

O impacto do hábito deve ser cuidadosamente transmitido à criança numa linguagem adequada à sua idade, para além de informar os pais. O reforço positivo através da utilização de prémios pode ser suficiente para quebrar os comportamentos NNS em crianças entre os quatro e os seis anos de idade.

Os calendários podem ser utilizados para monitorizar o desenvolvimento da criança e oferecer incentivos. Se o jovem conseguir abster-se do seu comportamento durante três meses, é provável que o hábito tenha terminado[254].

Os comportamentos de sucção nutritiva e não-nutritiva são comuns na infância, mas a maioria pára por volta dos quatro anos de idade. O impacto da sucção nutritiva no desenvolvimento craniofacial ainda não foi demonstrado de forma conclusiva. Enquanto a alimentação com biberão tem sido associada a uma maior tendência para a má oclusão, a amamentação parece ter um impacto positivo no desenvolvimento craniofacial[236].

Foi demonstrado que os comportamentos NNS a longo prazo, principalmente o uso de chupetas e chuchas, aumentam a sobressaliência, a mordida aberta anterior e a mordida cruzada posterior, tanto na dentição decídua como na permanente. A cessação da sucção de NNS até aos três ou quatro anos de idade é recomendada para facilitar a resolução espontânea da má oclusão, mas parece importante por volta dos seis anos, quando os incisivos permanentes erupcionam[236].

Através do uso de recompensas e críticas construtivas, terapia de prevenção de resposta ou terapia com aparelhos, os hábitos podem ser quebrados. Os profissionais de medicina dentária que tratam de crianças devem oferecer conselhos proactivos e certificar-se de que identificam prontamente os padrões de sucção. O controlo de outros hábitos, incluindo o bruxismo, a sucção labial, a respiração oral, o impulso da língua, etc. [236].

4.8- Entrevista motivacional

Reforçar o desejo de mudança de um paciente é uma componente chave da técnica de aconselhamento conhecida como entrevista motivacional. A base da entrevista motivacional é um conjunto de conceitos que enfatizam uma interação terapêutica colaborativa, na qual a autonomia do paciente é respeitada e o terapeuta extrai os recursos inatos do paciente para a mudança.

O terapeuta em IM é visto como um facilitador e não como um especialista que utiliza um estilo não-confrontacional para ajudar o paciente a transformar-se[255].

Figura 9: As competências básicas da entrevista motivacional

Ask Open-ended questions*	Example
• The patient does most of the talking • Gives the practitioner the opportunity to learn more about what the patient cares about (eg. their values and goals)	I understand you have some concerns about your drinking. Can you tell me about them? **Versus** Are you concerned about your drinking?
Make Affirmations	**Example**
• Can take the form of compliments or statements of appreciation and understanding • Helps build rapport and validate and support the patient during the process of change • Most effective when the patient's strengths and efforts for change are noticed and affirmed	I appreciate that it took a lot of courage for you to discuss your drinking with me today You appear to have a lot of resourcefulness to have coped with these difficulties for the past few years Thank you for hanging in there with me. I appreciate this is not easy for you to hear
Use Reflections*	**Example**
• Involves rephrasing a statement to capture the implicit meaning and feeling of a patient's statement • Encourages continual personal exploration and helps people understand their motivations more fully • Can be used to amplify or reinforce desire for change	You enjoy the effects of alcohol in terms of how it helps you unwind after a stressful day at work and helps you interact with friends without being too self-conscious. But you are beginning to worry about the impact drinking is having on your health. In fact, until recently you weren't too worried about how much you drank because you thought you had it under control. Then you found out your health has been affected and your partner said a few things that have made you doubt that alcohol is helping you at all
Use Summarising	**Example**
• Links discussions and 'checks in' with the patient • Ensure mutual understanding of the discussion so far • Point out discrepancies between the person's current situation and future goals • Demonstrates listening and understand the patient's perspective	If it is okay with you, just let me check that I understand everything that we've been discussing so far. You have been worrying about how much you've been drinking in recent months because you recognise that you have experienced some health issues associated with your alcohol intake, and you've had some feedback from your partner that she isn't happy with how much you're drinking. But the few times you've tried to stop drinking have not been easy, and you are worried that you can't stop. How am I doing?
* A general rule-of-thumb in MI practice is to ask an open-ended question, followed by 2–3 reflections	

O objetivo final é dotar os higienistas dentários e os dentistas das capacidades profissionais de escuta e comunicação necessárias para estabelecer relações de confiança com os pacientes antes de concluírem a sua formação. Este objetivo permitir-lhes-á melhorar a recolha da história clínica e o planeamento do tratamento e, consequentemente, prestar os cuidados de saúde dentária adequados no contexto de um problema nacional de consumo de substâncias[256].

ABUSO DE ÁLCOOL

Dado que as origens da IM estão no campo da terapia da dependência, várias das aplicações clínicas iniciais e estudos empíricos da eficácia da IM em medicina dentária centraram-se na redução do uso de substâncias potencialmente nocivas. Os profissionais de medicina dentária devem sentir-se à vontade para realizar rastreios de distúrbios relacionados com o consumo de álcool nos pacientes e ter conhecimentos sobre os sinais de alerta orais mais prevalentes, tais como uma má higiene oral, uma elevada prevalência de cáries e doença periodontal, bem como os sinais de alerta gerais associados ao abuso de álcool, tais como irritabilidade e/ou alterações extremas de humor, isolamento dos amigos e da família e consumo de álcool para lidar com o stress. Se algum destes sintomas estiver presente, o dentista ou higienista dentário deve atuar prontamente e encaminhar o doente de imediato para um especialista em abuso de substâncias mais próximo. Para abordar mais eficazmente quaisquer potenciais problemas de consumo de drogas que possam ocorrer, técnicas adequadas de entrevista motivacional permitem um diálogo fluido entre o clínico dentário e o doente, baseado no respeito e admiração mútuos[256].

CONSUMO DE TABACO

Os exames dentários regulares oferecem uma oportunidade fantástica para incentivar a prevenção do tabagismo e detetar rapidamente quaisquer potenciais perturbações relacionadas com o consumo de tabaco. A capacidade dos profissionais de medicina dentária de comunicar com os pacientes e de os ouvir é crucial para os ajudar a compreender como o tabaco afecta a saúde geral e dentária, bem como as muitas vantagens de deixar de fumar[256].

CONSUMO DE DROGAS ILÍCITAS

Ao longo do tempo, as estratégias de IM têm sido bem sucedidas na redução do consumo de uma variedade de drogas, incluindo cocaína, metanfetamina, marijuana e opiáceos ilegais não sujeitos a receita médica[257-259].

A cannabis continua a ser, de longe, a substância ilícita mais utilizada em todo o mundo.

À medida que os níveis de delta-9 tetrahidrocanabinol (THC) aumentam, existem outros riscos para a saúde relacionados com o consumo de canábis, para além de questões específicas da medicina dentária. Como fumar continua a ser o método mais popular de introduzir a droga no organismo das pessoas, muitas destas preocupações estão relacionadas com o tabaco. 45 Os profissionais de medicina dentária estão mais preocupados com o cancro oral, o aumento das gengivas, as infecções fúngicas orais, como a candidíase oral, a boca seca e a falta de higiene oral nos consumidores de canábis, que contribuem para o aparecimento de cáries, 46 doenças dos tecidos moles, como a gengivite associada ao tabaco, e o aumento das gengivas[260-265].

Para além das lesões da mucosa oral, perfuração palatina e periodontite, o consumo de cocaína e crack tem sido associado a problemas dentários. Nas últimas duas décadas, a metanfetamina poderá ter-se tornado a droga de abuso com maior notoriedade devido aos danos que o hábito provocou na boca, levando à condição conhecida como "boca de metanfetamina". Numa consulta de higiene dentária clínica , o consumo de metanfetaminas foi geralmente associado a manchas escuras e intensas, cáries mais graves e frequentes e má higiene oral durante longos períodos de utilização[266-270].

A xerostomia, o bruxismo, a necrose dentária, em particular nas raízes dos dentes maxilares anteriores, os cancros orais e a dor (mais de metade dos consumidores de metanfetaminas num estudo recente referiram dores na boca, desconforto ao comer e consequente evitamento de certos alimentos) têm sido associados ao seu abuso na literatura posterior[271-273].

UTILIZAÇÃO DE OPIÓIDES

Para tornar a prática mais segura, a medicina dentária tem de melhorar a adesão aos opiáceos, tal como acontece na medicina. Descobriu-se que a IM é uma estratégia útil em contextos médicos para aumentar a adesão à medicação. Um estudo mais recente de adultos mais velhos com dor crónica em risco de abuso de opiáceos[247] descobriu que a IM aumentou especificamente a adesão aos opiáceos. A título de ilustração, uma revisão de 2014[275] de estudos de intervenções que combinam a terapia cognitivo-comportamental e a IM chegou a uma conclusão de eficácia relativamente à adesão à medicação, em geral. Além disso, descobriu-se que a IM pode melhorar os resultados da redução gradual dos opiáceos[276].

No entanto, existe pouca literatura empírica em medicina dentária que aborde o problema da adesão aos opiáceos, e tem havido pouca investigação sobre a adesão aos medicamentos em geral. 69 Por conseguinte, se os dentistas estiverem interessados em utilizar a IM para melhorar a adesão aos opiáceos e, subsequentemente, a segurança das suas práticas, devem extrapolar as evidências dos estudos desse método em medicina não dentária[277].

É crucial ter em conta as doenças que causam dor crónica quando se pensa na IM em medicina dentária como uma técnica para melhorar a adesão aos opiáceos. Nos últimos dez anos, foram feitos esforços significativos para diminuir a prescrição de opiáceos para a dor aguda, com enfoque na consideração de tratamentos não opiáceos, na expansão do uso de sistemas de monitorização de medicamentos prescritos e na prescrição de doses menores de opiáceos após procedimentos menores (por exemplo, extracções de terceiros molares)[278-280].

Embora as políticas especializadas de prescrição de opiáceos e uma maior sensibilização dos dentistas sejam parcialmente responsáveis por estes avanços, a IM pode nem sempre ser a melhor forma de satisfazer as expectativas dos doentes de que lhes seriam administradas doses elevadas de analgésicos opiáceos para aliviar a dor pós-procedimento. Uma grande parte desta antecipação está provavelmente relacionada com experiências passadas de obtenção de doses de opiáceos excessivamente elevadas e potencialmente perigosas após procedimentos anteriores ao início da crise dos opiáceos. No entanto, os métodos que foram bem sucedidos na interrupção da prescrição excessiva de opiáceos para a dor aguda em medicina dentária podem nem sempre funcionar para perturbações que possam exigir analgesia a longo prazo. Em certos casos, até a extração do terceiro molar pode causar agonia prolongada[256].

Com um enorme volume de material escrito sobre o assunto, a IM desenvolveu um número considerável de seguidores. Para reforçar ainda mais a base de evidências, são urgentemente necessários mais estudos controlados e aleatórios, particularmente em várias áreas da medicina dentária.

Espera-se que este artigo tenha sensibilizado o leitor para os potenciais benefícios significativos da IM como abordagem de tratamento em especialidades dentárias onde o abuso/abuso de substâncias é frequentemente observado e que mais dentistas aproveitem a formação neste fascinante e frutífero método terapêutico[256].

4.9- Piercings intra-orais e periorais

Hoje em dia, é típico ver pacientes dentários, tanto homens como mulheres, que têm um ou mais piercings nas orelhas, unilateral ou bilateralmente.

No entanto, é menos frequente observar pacientes com jóias implantadas nos tecidos periorais e intra-orais perfurados.

A língua é o local intra-oral mais frequentemente perfurado, sendo também frequentemente utilizados os lábios, as bochechas, a língua, a úvula ou qualquer combinação destes locais. Tipicamente, o piercing na língua é limitado à linha média e à área em frente ao frénulo lingual[281,282].

A maioria das jóias orais disponíveis no mercado tem a forma de tachas, argolas ou objectos em forma de barra. São sugeridas jóias orais em nióbio, ouro amarelo ou branco de 14 quilates, aço inoxidável de qualidade cirúrgica ou ambos. Qualquer que seja a joia escolhida pelo destinatário, esta deve ser amovível[283,284].

Possíveis riscos e efeitos adversos dos piercings orais[285]:

1. Dor
2. Infeção pós-colocação
3. Obstrução das vias respiratórias resultante da aspiração de jóias ou de inchaço após a colocação
4. Hemorragia prolongada
5. Dente lascado ou rachado
6. Lesão gengival
7. Interferências na mastigação e na deglutição
8. Formação de tecido cicatricial
9. Hipersensibilidade aos metais
10. Incursões de corpos estranhos em locais perfurados
11. Deficiência da fala
12. Aumento do fluxo salivar
13. Radiografia obstruída

Os dentistas devem estar conscientes do número crescente de doentes que colocam piercings nas zonas intra-orais e periorais e estar preparados para lidar com as dificuldades dentárias que podem surgir em resultado da colocação de piercings, tais como possíveis danos nos dentes e na gengiva e o risco de infeção oral. Os dentistas devem também dar aos seus pacientes os conselhos corretos se estiverem a pensar em colocar piercings em locais orais do corpo[285].

5. CONCLUSÃO

É crucial para nós, enquanto dentistas, consciencializar a população parental das suas responsabilidades em relação à saúde oral dos seus filhos e ajudá-los a cuidar da sua boca saudável. É da maior importância ajudá-los a compreender as diretrizes para o planeamento dos tratamentos em crianças em que a linha do tempo desempenha um papel importante e precisa de ser cuidadosamente cuidada.

Quadro 11: Protocolo de saúde oral por idade [286]

Grupo etário	Protocolo
Seis a 12 meses	1. completar o exame clínico oral com instrumentos de diagnóstico adjuvantes (por exemplo, radiografias, de acordo com a história da criança, os resultados clínicos e a suscetibilidade a doenças orais) para avaliar o crescimento e o desenvolvimento orais, a patologia e/ou as lesões; fornecer um diagnóstico. 2. Completar uma avaliação do risco de cárie. 3. Prestar aconselhamento sobre higiene oral aos pais, incluindo as implicações da saúde oral do prestador de cuidados. 4. Limpar os dentes e remover manchas ou depósitos supra e subgengivais, conforme indicado.

	5. Avaliar o estado do flúor sistémico e tópico da criança (incluindo o tipo de fórmula infantil utilizada, se for o caso, e a exposição a pasta de dentes fluoretada) e fornecer aconselhamento sobre o flúor. 6. Avaliar a adequação das práticas de alimentação, incluindo o biberão e a amamentação, e prestar aconselhamento conforme indicado; prestar aconselhamento dietético relacionado com a saúde oral. 7. Prestar aconselhamento sobre a prevenção de lesões em caso de traumatismos orofaciais, de acordo com a idade. 8. Prestar aconselhamento sobre hábitos orais não nutritivos (por exemplo, dígitos, chupetas). 9. Fornecer o tratamento necessário e/ou o encaminhamento adequado para quaisquer doenças ou lesões orais. 10. Fornecer orientação antecipada. 11. Avaliar o crescimento e o desenvolvimento globais e, se necessário, encaminhar para serviços terapêuticos.

	12. Consultar o médico da criança, se necessário. 13. Determinar o intervalo de reavaliação periódica.
12 a 24 meses	1. Repetir os procedimentos para idades entre os seis e os 12 meses de seis em seis meses ou conforme indicado pelas necessidades individuais da criança ou pelo seu estado de risco/suscetibilidade a doenças. 2. Avaliar a adequação das práticas de alimentação (incluindo biberão, amamentação e copos de treino sem derrame) e prestar aconselhamento conforme indicado. 3. Rever o estado de fluoreto do paciente e fornecer aconselhamento aos pais. 4. Fornecer tratamentos tópicos com flúor de seis em seis meses ou conforme indicado pelas necessidades individuais da criança ou pelo seu estado de risco/suscetibilidade a doenças.
Dois a seis anos	1. Repetir os procedimentos para os 12 a 24 meses de seis em seis meses ou conforme indicado pelas necessidades individuais da criança

	ou pelo estado de risco/suscetibilidade a doenças. Fornecer instruções de higiene oral adequadas à idade. 2. Proceder à destartarização e limpeza dos dentes de seis em seis meses ou conforme indicado pelas necessidades individuais do paciente. 3. Fornecer selantes de fossas e fissuras para dentes decíduos e permanentes anteriores e posteriores susceptíveis à cárie. 4. Fornecer aconselhamento e serviços (por exemplo, protecções bucais) conforme necessário para a prevenção de traumas orofaciais. 5. Efetuar a avaliação/tratamento ou encaminhar o desenvolvimento de uma má oclusão, conforme indicado pelas necessidades individuais do paciente. 6. Fornecer o tratamento necessário e/ou o encaminhamento adequado para quaisquer doenças, hábitos ou lesões orais, conforme indicado. 7. Avaliar o desenvolvimento da fala e da linguagem e proceder ao encaminhamento adequado, conforme indicado.

Seis a 12 anos	1. Repetir os procedimentos para as idades entre os dois e os seis anos de seis em seis meses ou conforme indicado pelas necessidades individuais da criança. 2. Prestar aconselhamento em matéria de toxicodependência (por exemplo, tabagismo, tabaco sem combustão) e/ou encaminhar para prestadores de cuidados primários ou especialistas em saúde comportamental/dependência, se indicado. 3. Prestar aconselhamento sobre piercing intra-oral/perioral.
12 anos ou mais	1. Repetir os procedimentos para idades entre os seis e os 12 anos de seis em seis meses ou conforme indicado pelas necessidades individuais da criança ou pelo estado de risco/suscetibilidade a doenças. 2. Durante o final da adolescência, avaliar a presença, a posição e o desenvolvimento dos terceiros molares, ponderando a remoção quando existe uma elevada probabilidade de doença ou patologia e/ou os riscos associados à remoção precoce são inferiores aos riscos de uma remoção posterior.

	3. Numa idade determinada pelo doente, pelos pais e pelo dentista pediátrico, encaminhar o doente para um dentista geral para cuidados orais contínuos.

6. Referências

1. https://media.nutrition.org/wp-content/uploads/2021/06/pregnancy.jpg
2. Antony, Verdine, e Rahamathulla Khan. "Dentistry for the pregnant patient." Organização Internacional de Investigação Científica. Journal of Dental and Medical Sciences 13.1 (2014): 83-90.
3. Giglio JA, Lanni SM, Laskin DM, Giglio NW. Cuidados de saúde oral para a paciente grávida. J Can Dent Assoc. 2009 Feb;75(1):43-8. PMID: 19239743.
4. ClappJF 3rd, Capeless E. Cardiovascular function before, during, and after the first and subsequent pregnancies. Am J Cardiol 1997;80:1469-73.
5. Duvekot JJ. Peeters LL. Maternal cardiovascular Surv 1994;49(Suppl): S1-14. adaptação hemodinâmica à gravidez.
6. Thornburg KL, Jacobson SL, Giraud GD, Morton MJ. Hemodynamic changes in pregnancy (Alterações hemodinâmicas na gravidez). Semin Perinatol 2000; 24(1):11-4.
7. Gordon MC. Fisiologia materna na gravidez. In: Gabbe SG, Niebyl JR, Simpson J, editores. Obstetrics: normal and problem pregnancies. 4ª ed., New York. New York: Churchill Livingstone; 2002. p. 63-91.
8. Miller MC. A paciente dentária grávida. J Calif Dent Assoc. 1995;23(8):63-70.
9. Tarsitano BF, Rollings RE. A paciente dentária grávida: avaliação e tratamento. Gen Dent. 1993;41(3):226-234.
10. Little JW, Falace DA, Miller CS, Rhodus NL. Dental management of the medically compromised patient (Tratamento dentário do paciente clinicamente comprometido). 7ª ed., St. St. Louis: CV Mosby; 2008. p. 268-278, 456.
11. Duvekot JJ' Peeters LLH. Hemodinâmica renal e homeostase de volume na gravidez. ObsterGynecolSurv 1994;49:830-9.
12. Weiss G. Endocrinology of parturition (Endocrinologia do parto). J ClinEndocrinol Metab2000;85:4421-5.
13. Theunissen TM, Parer JT. Fluidos e electrólitos na gravidez. ClinObstetGynecol 1994;37:3-15.

14. Clark SL, Coiron DB, Lee W, Bishop C, Hill T, Southwidc J, ct al. Central hemodynamic assessment of normal term pregnancy. Am J ObstetGynecol 1989;161:1439-42
15. Haas, D A, Pynn B R, Sands T D. Drug use for the pregnant or lactating patient. Gen Dent 2000; 48: 54-60
16. Maged M C. Alterações fisiológicas e farmacocinéticas na gravidez. Front Pharmacol 2014; 5: 1-5.
17. Yanamandra N, Chandraharan E. Anatomical and physiological changes in pregnancy and their implications in clinical practice (Alterações anatómicas e fisiológicas na gravidez e suas implicações na prática clínica). In Chandraharan E, Arulkumaran S (eds) Obstetric and Intrapartum Emergencies. Cambridge: Cambridge University Press, 2012.
18. Giglio, J A, Lanni S M, Laskin D M et al. Saúde oral para a paciente grávida. JCDA 2009; 75: 43-48.
19. Dawes M, Choienczyk P J. Pharmacokinetics in pregnancy (Farmacocinética na gravidez). Clin Obst Gyna 2001; 15: 819-826
20. Cengiz S B. A paciente grávida: Considerações sobre o tratamento dentário e o uso de medicamentos. Quintessence Int 2007; 38: 133-142.
21. Hill C C, Pickinpaugh J. Physiologic Changes in Pregnancy (Alterações Fisiológicas na Gravidez). Clínicas da América do Norte 2008; 88: 391-401
22. Donaldson M, Goodchild J H. Gravidez, amamentação e medicamentos utilizados em medicina dentária. JADA 2012; 143: 858-871.
23. Administração de Alimentos e Medicamentos dos EUA. Segurança e disponibilidade de medicamentos. Disponível online em www.fda.gov/Drugs/DrugSafety/default.htm (acedido em abril de 2016).
24. Physician Desk Reference. Ed 56. pp 342 Montvale, NJ: Medical economics, 2002.
25. Meadows M. Pregnancy and the drug dilemma (A gravidez e o dilema dos medicamentos). FDA Consumer 2001; Vol. 35, No. 3. Disponível: www.fda.gov/fdac/features/2001/301_preg.html

(acedido em 10 de novembro de 2008)

26. Haas D A, Lennon D. Local anaesthetic use by dentists in Ontario. J Can Dent Assoc 1995; 61: 297-304
27. Gaffen M, Haas D. Survey of local anaesthetic use by Ontario dentists (Inquérito sobre a utilização de anestésicos locais por dentistas do Ontário). J Can Dent Assoc 2009; 75: 649a- 649g
28. Haas D A. Uma atualização dos anestésicos locais em medicina dentária. J Can Dent Assoc 2002; 68: 546-551.
29. Ouanounou, A., e D. A. Haas. "Terapia medicamentosa durante a gravidez: implicações para a prática odontológica". British dental journal 220.8 (2016): 413-417
30. Scialli A R, Ang R, Breitmeyer J, Royal M A. Uma revisão da literatura sobre os efeitos da acetaminofena no resultado da gravidez. Reprod Toxicol 2010; 30: 495-507
31. Bookstaver PB, Bland CM, Griffin B, Stover KR, Eiland LS, McLaughlin M. A Review of Antibiotic Use in Pregnancy. Pharmacotherapy. 2015 Nov;35(11):1052-62. doi: 10.1002/phar.1649. PMID: 26598097
32. Soory M. Factores hormonais na doença periodontal. Dent Update. 2000; 27:380-83.
33. Gajendra S, Kumar JV.Saúde oral e gravidez: A review. N Y State Dent J. 2004;70:40-44.
34. Yuan K, Wing LY, Lin MT. O papel patogénico dos factores angiogénicos nos granulomas piogénicos da gravidez é modulado pelas hormonas sexuais femininas. J Periodontol. 2002;73:701-08.
35. Flynn TR, Susarla SM. Cirurgia oral e maxilofacial para a paciente grávida. Oral Maxillofac Surg Clin North Am. 2007;19:207-21.
36. Sherman P, Flaxman SM. Náuseas e vómitos da gravidez numa perspetiva evolutiva. Am J Obstet Gynecol. 2002; 185:190-97.
37. Koch KL, Gastrointestinal factors in nausea and vomiting of pregnancy (Factores gastrointestinais nas náuseas e vómitos da gravidez). Gastroenterol Clin N Am. 2003;32:201-34.
38. Richter JE. Doença do refluxo gastroesofágico durante a gravidez. Gastroenterol Clin N Am. 2003; 32:235-61.

39. Agueda A, Echeverria A, Manau C. Associação entre periodontite na gravidez e parto prematuro ou de baixo peso: Revisão da literatura. 2008;13:E609-15.
40. Chaveli Lopez B, Sarrion Perez MG, Jimenez Soriano Y. Considerações dentárias na gravidez e na menopausa. J Clin Exp Dent. 2011;3(2):e135-44.
41. Kandan PM, Menaga V, Kumar RR. Oral health in pregnancy (guidelines to gynaecologists, general physicians and oral health care providers). J Pak Med Assoc. 2011;61(10):1009-14.
42. Fakheran, Omid, et al. "O impacto da gravidez na qualidade de vida relacionada com a saúde oral das mulheres: uma investigação qualitativa." BMC Oral Health 20.1 (2020): 1-11
43. Locker D, Allen F. O que é que as medidas de "qualidade de vida relacionada com a saúde oral" medem? Community Dent Oral Epidemiol. 2007;35(6):401-11
44. Fakheran, Omid, et al. "O impacto da gravidez na qualidade de vida relacionada com a saúde oral das mulheres: uma investigação qualitativa." BMC Oral Health 20.1 (2020): 1-11.
45. Um quadro para a investigação do microbioma humano. Nature. 2012; 486:215-21. [PubMed: 22699610]
46. Aagaard K, Ma J, Antony KM, Ganu R, P J, Versalovic J. The placenta harbors a unique microbiome. Sci Transl Med. 2014; 6:237
47. Staley JT, Konopka A. Measurement of in situ activities of nonphotosynthetic microorganisms in aquatic and terrestrial habitats. Revisão anual de microbiologia. 1985; 39:321-46.
48. Dewhirst, F.E., et al., 2010. O microbioma oral humano. J. Bacteriol. 192, 5002-5017.
49. Crielaard, W., et al., 2011. Explorando a microbiota oral de crianças em vários estágios de desenvolvimento da sua dentição em relação à sua saúde oral. BMC Med.Genomics 4, 22
50. Sampaio-Maia, B., Monteiro-Silva, F., 2014. Aquisição e maturação do microbioma oral ao longo da infância: uma atualização. Dent Res J (Isfahan) 11, 291-301
51. Lif Holgerson, P., et al., 2015. Maturação da microbiota oral em crianças com ou sem cárie dentária. PLoS One 10, e0128534

52. Dzidic, M., et al., 2018. Microbiota intestinal e imunidade da mucosa no neonato. Med. Sci. (Basel). 6.
53. Lain, K.Y., Catalano, P.M., 2007. Metabolic changes in pregnancy (Alterações metabólicas na gravidez). Clin. Obstet. Gynecol. 50, 938-948.
54. Wang, Q., et al., 2016. Perfil metabólico da gravidez: evidências transversais e longitudinais. BMC Med 14, 205.
55. Basavaraju, A., et al., 2012. Variações na flora microbiana anaeróbia oral em relação à gravidez. J Clin Diagn Res 6, 1489-1491
56. Borgo, P.V., et al., 2014. Associação entre condição periodontal e microbiota subgengival em mulheres durante a gestação: um estudo longitudinal. J. Appl. Oral. Sci 22, 528-533.
57. Fujiwara, N., et al., 2017. Aumento significativo de bactérias orais no período inicial da gravidez em mulheres japonesas. J. Investig. Clin. Dent. 8
58. Balan, P., et al., 2018. Espécies-chave na gengivite da gravidez: um instantâneo do microbioma oral durante a gravidez e o período pós-parto. Front. Microbiol. 9, 2360.
59. Krishnan, K., et al., 2017. Um guia prático para o microbioma oral e a sua relação com a saúde e a doença. Oral Dis 23, 276-286.
60. Aas, J.A., et al., 2005. Definição da flora bacteriana normal da cavidade oral. J. Clin. Microbiol. 43, 5721-5732
61. Kilian, M., et al., 2016. O microbioma oral - uma atualização para os profissionais de saúde oral. Br. Dent. J. 221, 657-666
62. Belstrom, D., et al., 2017. Comparações de perfil microbiano de saliva, amostras subgengivais agrupadas e específicas do local em pacientes com periodontite. PLoS One 12, e0182992.
63. Mesa, M.D., et al., 2020. O microbioma em evolução da gravidez à primeira infância: uma revisão abrangente. Nutrientes 12
64. Drury TF, Horowitz AM, Ismail AI, et al. Diagnosticar e notificar a primeira infância
cáries para fins de investigação. J Public Health Dent 1999;59(3):192-7.
65. Hooley M, Skouteris H, Boganin C, et al. A influência dos pais e o desenvolvimento

de cáries dentárias em crianças dos 0 aos 6 anos de idade: uma revisão sistemática da literatura.
J Dent 2012;40(11):873-85

66. Boggess KA, Urlaub DM, Massey KE. Práticas de higiene oral e serviços dentários
utilização entre mulheres grávidas. J Am Dent Assoc 2010;141(5):553-61.
67. Timothe' P, Eke PI, Presson SM, et al. Utilização de cuidados dentários entre mulheres grávidas em
nos Estados Unidos, registados em 1999 e 2002. Prev Chronic Dis 2005;2(1):A10.
68. Gaffield ML, Gilbert BJ, Malvitz DM, et al. Oral health during pregnancy: an
análise das informações recolhidas pelo acompanhamento da avaliação dos riscos de gravidez
sistema. J Am Dent Assoc 2001;132(7):1009-16.
69. Lydon-Rochelle MT, Krakowiak P, Hujoel PP, et al. Utilização de cuidados dentários e auto-relato de
problemas dentários em relação à gravidez. Am J Public Health 2004; 94(5):765-71.
70. Hwang S, Smith V, McCormick M, et al. Disparidades raciais/étnicas na saúde oral materna
experiências de saúde em 10 estados, sistema de monitorização da avaliação do risco de gravidez,
2004-2006. Matern Child Health J 2011;15(6):722-9.
71. Needleman HL, Allred E, Bellinger D, et al. Antecedentes e correlatos da hipoplasia
defeitos de esmalte dos incisivos primários. Pediatr Dent 1991;14(3):158-66.
72. Jacobsen PE, Haubek D, Henriksen TB, et al. Defeitos de desenvolvimento do esmalte em
crianças nascidas pré-termo: uma revisão sistemática. Eur J Oral Sci 2014;122(1):7-14.
73. Julihn A, Ekbom A, Mode'er T. Maternal overweight and smoking: prenatal risk

factores para o desenvolvimento de cáries na descendência durante o período da adolescência. Eur J Epidemiol 2009;24(12):753-62.
74. Comité de Assuntos Clínicos da Academia Americana de Odontopediatria, Comité
sobre o adolescente. Guia de cuidados de saúde oral para a adolescente grávida.
Pediatr Dent 2012;34(5):153-9
75. Chaffee BW, Gansky SA, Weintraub JA, et al. Os níveis bacterianos orais maternos predizem
Desenvolvimento da cárie na primeira infância. J Dent Res 2014;93(3):238-44.
76. Laine MA. Efeito da gravidez na saúde periodontal e dentária. Ata Odontol
Scand 2002;60(5):257-64.
77. Chung LH, Gregorich SE, Armitage GC, et al. Disparidades sociodemográficas
e factores comportamentais no estado clínico da saúde oral durante a gravidez. Comunidade
Dent Oral Epidemiol 2014;42(2):151-9.
78. Weintraub JA, Finlayson TL, Gansky SA, et al. Determinados clinicamente e auto-relatados
estado dentário durante e após a gravidez entre hispânicos de baixos rendimentos
mulheres. J Public Health Dent 2013;73(4):311-20.
79. Azofeifa A, Yeung LF, Alverson CJ, et al. Cárie dentária e doença periodontal
entre as mulheres grávidas e não grávidas em idade reprodutiva dos EUA, National
Inquérito de Exame de Saúde e Nutrição, 1999-2004. J Saúde Pública Dent
2016;76(4):320-9.
80. Abreu LG, Elyasi M, Badri P, et al. Factores associados ao desenvolvimento de
cárie dentária em crianças e adolescentes em estudos que utilizam o curso de vida

abordagem: uma revisão sistemática. Eur J Oral Sci 2015;123(5):305-11

81. Reisine S, Litt M, Tinanoff N. Um modelo biopsicossocial de previsão de cáries em pré-escolares
crianças. Pediatr Dent 1994;16(6):413-8.

82. Finlayson TL, Siefert K, Ismail AI, et al. Factores psicossociais e a primeira infância
cáries em crianças afro-americanas com baixos rendimentos em Detroit. Comunidade Dent
Oral Epidemiol 2007;35(6):439-48.

83. Kohler B, Andreen I, Jonsson B. O efeito das medidas de prevenção da cárie em
mães sobre a cárie dentária e a presença oral da bactéria Streptococcus mutans e lactobacilos nos seus filhos. Arch Oral Biol 1984;29(11):879-83.

84. Li Y, Caufield PW. A fidelidade da aquisição inicial de estreptococos mutans por bebés
das suas mães. J Dent Res 1995;74(2):681-5.

85. Berkowitz RJ. Estreptococos mutans: aquisição e transmissão. Pediatr Dent
2006;28(2):106-9 [discussão: 192-8].

86. Tanzer JM, Livingston J, Thompson AM. A microbiologia do tratamento dentário primário
cáries em humanos. J Dent Educ 2001;65(10):1028-37.

87. Thorild I, Lindau-jonson B, Twetman S. Prevalência de Streptococcus salivar
mutans nas mães e nos seus filhos em idade pré-escolar. Int J Paediatr Dent 2002;
12(1):2-7.

88. Douglass JM, Li Y, Tinanoff N. Associação de Streptococcus mutans entre
cuidadores e seus filhos. Pediatr Dent 2008;30(5):375-87.

89. Law V, Seow WK, Townsend G. Factores que influenciam a colonização oral de mutans
streptococci em crianças pequenas. Aust Dent J 2007;52(2):93-100.

90. Wan AK, Seow WK, Purdie DM, et al. Colonização oral de Streptococcus mutans
em bebés pré-dentados de seis meses de idade. J Dent Res 2001;80(12):2060-5.
91. Wan AK, Seow WK, Walsh LJ, et al. Associação da infeção por Streptococcus mutans
e nódulos orais de desenvolvimento em bebés pré-dentados. J Dent Res 2001;
80(10):1945-8.
92. Caufield PW, Cutter GR, Dasanayake AP. Aquisição inicial de Streptococcus mutans
por bebés: provas de uma janela discreta de infecciosidade. J Dental Res
1993;72(1):37-45.
93. Alaluusua S, Renkonen OV. Estabelecimento de Streptococcus mutans e tratamento dentário
experiência de cárie em crianças dos 2 aos 4 anos de idade. Scand J Dent Res 1983; 91(6):453-7.
94. Kohler B, Andreen I, Jonsson B. Quanto mais precoce for a colonização por estreptococos mutans,
maior a prevalência de cáries aos 4 anos de idade. Oral Microbiol Immunol
1988;3(1):14-7.
95. So¨derling E, Isokangas P, Pieniha¨kkinen K, et al. Influência do xilitol materno
consumo na aquisição de Streptococci Mutans por bebés. J Dental Res 2000;79(3):882-7.
96. Alaluusua S. Estabelecimento de Streptococcus mutans e alterações na IgA salivar
em crianças pequenas com referência a cáries dentárias. Estudos longitudinais e
estudos sobre métodos associados. Proc Finn Dent Soc 1983;79(Suppl 3):1-55.
97. Thomson WM, Poulton R, Milne BJ, et al. Desigualdades socioeconómicas na saúde oral

saúde na infância e na idade adulta numa coorte de nascimentos. Comunidade Dentária Oral Epidemiol
2004;32(5):345-53.
98. Ko¨hler B, Andre'en I. Streptococci mutans e prevalência de cáries em crianças após
prevenção precoce da cárie materna: um acompanhamento aos 19 anos de idade. Cárie Res
2012;46(5):474-80.
99. Finlayson, Tracy L., Aarti Gupta, e Francisco J. Ramos-Gomez. "Fatores maternos pré-natais, transmissão intergeracional de doenças e resultados de saúde bucal infantil". Dental Clinics 61.3 (2017): 483-518.
100. Hatcher, R. et al. (1986). Contraceptive Technology. 13ª ed., Nova Iorque, Irvington Publishers. Nova Iorque, Irvington Publishers.
101. Guyton, A.C. (1986). Textbook of Medical Physiology, 7ª edição. Filadélfia, W.B. Saunders Company, pp. 968-990.
102. Knight, G.M. e Wade, A.B. (1974). Os efeitos dos contraceptivos orais no periodonto humano. J. Periodontal Res, 9, 18-22
103. Kakwarf, K.L. (1978). Efeito da terapia contraceptiva oral na inflamação gengival em humanos. J. Periodontol. 49, 560-563
104. Zaki, K. et al. (1984). Níveis de hormonas sexuais femininas salivares e gengivite na gravidez. Biomed Biochem Ata, 43, 749-754
105. Hansen, L., Sobol, S.M., Abelson, T.I. (1986). Otolaryngologic manifestations of pregnancy. J Fam Pract, 23, 151-155
106. Nicolo, M.. Crea, D. e Lauriello, C. (1986). Efeitos do estrogénio-progestina
terapia no periodonto. Uma revisão da literatura. Minerva Stomarol, 35,
845-847
107. Sooriyamoorthy, M. e Gower, D.B. (1989). Influências hormonais nos tecidos gengivais: Relação com a doença periodontal. J Clin Periodontol, 16, 201-208
108. Stamm, J.W. (1986). E~idemiologyo f ginpivitis. J Clin Periodontvl. 13, 360-370

109. Newman, M.G. (1984). Infeção oral e dentária por anaeróbios Rev Infect Dis, 6
(Supp l):S1074114
110. Ranney, R.R. et al. (1987). Bacterial flora of progressing periodontis lesions. J Perio Res, 22, 205-206
111. a flora subgengival, implicações clínicas. in Genco
RJ, Mergenhagen S (eds): Host-Parasite Interactions in Periodontal Disease (Interações entre o hospedeiro e o parasita na doença periodontal).
Washington DC. American Assn of Microbiology Publishers, pp 132-138
112. Komman. K.S. e Loesche, W.J. (1980). A flora microbiana subgengival durante a gravidez. J Perio Res, IS, 11 1-122
113. Jensen, I., Liljemark, W. e Bloomquist, C. (1981). O efeito do sexo feminino
hormonas na placa subgengival. J Periodontol, 52, 599-602
114. Komman, K.S. e Loesche, W.J. (1979). Interação direta de estradiol e
progesterona com Bacteroides melaninogenicus. J Dent Res, %A, 107
115. Vittek, 1. et al. (1982). "Receptores" de progesterona na gengiva humana. IRCS: Ciências Médicas, 10, 381.
116. Staffolani. N.. Guerra. M.. Pueliese. M.. Cardinale. G. e Gulino. A. (1989).~ormdna;le ceptors in &&I inflammation. ~ikrvSato matol, 38,823-826
117. Levin, R.P. (1987). Gengivite na gravidez. Jornal da Associação Dentária do Estado de Maryland, 30, 27
118. Ojanotke-Ham, A,, Hurttia, H. e Ham, M.P. (1987). Metabolismo da progesterona na mucosa oral do rato. Participação de tecido de granuloma e fibroblastos. J
Perio Res, 22, 37-40
119. Lundgren, D. e Lindhe, J. (1970). Permeabilidade dos vasos gengivais em ratos
tratados com progesterona e estrogénio. Goteborgs TandlakareSallskaps Artikelerie,
367, 3949

120. Lundgren. D., Magnussen, B. e Lindhe, J. (1973). Connective tissue alterationsin gingivae of rats treated with estrogens and progesterone. Ontologisk Revy, 24,49-58
121. Holmes, L.G. e Elaltar, T.M.A. (1977). Inflamação gengival avaliada por
histologia, metabolismo da 3H-estrona e níveis de prostaglandina E2. J Periodontal
Res, 12, 500-509
122. Pack, A.R.C. e Thomson, M.E. (1980). Efeitos da suplementação tópica e sistémica de ácido fólico na gengivite durante a gravidez. J Clin Perio, 7, 402414
123. Thomson, M.E. and pack, A.R.c.-(1982)y~ffects of extended systemic and topical folate supplementation on gingivitis in pregnancy. J Clin Perio, 9,275-280.
124. Baines, M.G., Pross, H.E e Millar, K.G. (1977). Populações de linfócitos em
sangue periférico durante a gravidez humana normal. Clin Exp Immunol, 28,
453-457
125. Bulmer, R. e Hancock, K.W. (1977). Depleção de linfócitos T circulantes na gravidez. Clin Exp Immunol. 28,302305
126. Clemens, L.E., Siiteri, P.K. e Stites, D.B. (1979). Mechanism of immunosuppression of progesterone on maternal lymphocyte activation during pregnancy.J lmmunol, 122, 1978-1985
127. Pabris, N., Piantanelli, L. e Muzzioli, M. (1977). Efeito diferencial da gravidez ou dos gestagénios na imunidade humoral e mediada por células. Clin Exp lmmunol,
28.306-314
128. O'Neil, T.C.A. (1979). Resposta dos linfócitos T maternos e gengivite na gravidez.J Periodontol, SO, 178-184
129. Lopatin, D.E., Kornman, K.S. e Loesche, W.J. (1980). Modulação da imunoreactividade a microrganismos associados a doenças periodontais durante a gravidez. Infeção e Imunologia. 28, 713-7 18
130. Levin, R.P. (1987). Gengivite na gravidez. Jornal da Associação Dentária do Estado de Maryland, 30, 27.

131. DeLiefde, B. (1984). The dental care of pregnant women. NZ Dent J, 80,41-43

132. Maier, A.W. e Orban. B. (1949) Gingivitis in pregnancy. Oral Surg, Oral Med, Oral Path, 2, 334-373

133. Indelicato, F.,Greco, S. e Messina, G. (1989). Doença periodontal durante a gravidez. Stomatol Mediterr; 9, 49-55

134. Loe, H. e Silness, J. (1963). Doença periodontal na gravidez. I. Prevalência e gravidade. Ata Odontol Scand, 21, 533-551

135. Lindhe, J. e Bjorn, A.L. (1967). Influência dos contraceptivos hormonais na
gengiva de mulheres. J Periodontal Res, 2, 1-6

136. Pankhurst, C.L. et al. (1981). The influence of oral contraceptive therapy on the periodontium-duration of drug therapy. J Periodontol, 52, 617-620

137. Littner, M.M. et al. (1984). Gestão da paciente grávida. Quintessência
Int, 15, 253-257

138. Zachariasen, Rita D. "The effect of elevated ovarian hormones on periodontal health: oral contraceptives and pregnancy." Women & health 20.2 (1993): 21-30.

139. Centros de Controlo e Prevenção de Doenças (CDC). Atualização sobre a prevalência global dos principais defeitos congénitos-Atlanta, Geórgia, 1978- 2005. MMWR Morb Mortal Wkly Rep. 2008; 57(1):1-5. [PubMed: 18185492]

140. Nussbaum, RL., Mclnnes, RR., Willard, HF., et al. Thompson & Thompson genetics in medicine. 7th. Philadelphia: Saunders/Elsevier; 2007

141. Kochanek KD, Kirmeyer SE, Martin JA, et al. Resumo anual das estatísticas vitais: 2009. Pediatrics. 2012; 129(2):338-48. [PubMed: 22291121]

142. Adzick NS, Thom EA, Spong CY, et al. Um ensaio aleatório de reparação pré-natal versus pós-natal de mielomeningocele. N Engl J Med. 2011; 364(11):993-1004. [PubMed: 21306277]

143. Carlson, Laura M., e Neeta L. Vora. "Diagnóstico pré-natal: ferramentas de triagem e diagnóstico". Clínicas de Obstetrícia e Ginecologia 44.2 (2017): 245-256.

144. Practice bulletin No. 163: screening for fetal aneuploidy (rastreio de aneuploidia fetal). Obstet Gynecol. 2016; 127(5):e123-37. [PubMed: 26938574]

145. Dar P, Shani H, Evans MI. ADN livre de células: comparação de tecnologias. Clin Lab Med. 2016; 36(2):199-211. [PubMed: 27235906]

146. Baffero GM, Somigliana E, Crovetto F, et al. Mosaicismo placentário confinado na colheita de amostras de vilosidades coriónicas: factores de risco e resultados da gravidez. Prenat Diagn. 2012; 32(11):1102-8. [PubMed: 22961322]

147. Akolekar R, Beta J, Picciarelli G, et al. Risco de aborto relacionado com o procedimento após amniocentese e vilosidades coriónicas: uma revisão sistemática e meta-análise. Ultrasound Obstet Gynecol. 2015; 45(1):16-26. [PubMed: 25042845]

148. Audibert F, Wilson RD, Allen V, et al. Testes genéticos pré-implantação. J Obstet Gynaecol Can. 2009; 31(8):761-75. [PubMed: 19772712]

149. Mao JJ, Collins FM. Stem Cells: Sources, therapies and the profissional de medicina dentária. Disponível em: http://www.ineedce. com/courses/1486/PDF/StemCells.pdf.

150. Mao JJ. Células estaminais e o futuro dos cuidados dentários. NY State Dent J
2008;74:20-4.

151. Reznick JB. Células estaminais: Terapias médicas e dentárias emergentes
para o profissional de medicina dentária. Out. Disponível em http://www.
stemsave.com/Docs/News/Dentaltown%20StemCell%20
CE.pdf. 2008

152. Nedel F, André Dde A, de Oliveira IO, Cordeiro MM, Casagrande L, Tarquinio SB, et al. Células-tronco: Potencial terapêutico em odontologia. J Contemp Dent Pract 2009;10:90-6.

153. Pompilio G, Cannata A, Peccaori F, Bertolini F, Nascimbene A, Capogrossi MC, et al. Transplante autólogo de células estaminais do sangue periférico para regeneração do miocárdio. Uma nova estratégia

para recolha de células e injeção cirúrgica. Ann Thorac Surg 2004;78:1808-12.
154. De Ugarte DA, Morizona K, Elbarbary A, Alfonso Z, Zuk PA, et al. Comparação de células multilineares do tecido adiposo humano e da medula óssea. Cells Tissue Organ 2003;174:101-9.
155. Laughlin MJ. Umblical cord blood for allogenic transplantation in children and adults (Sangue do cordão umbilical para transplante alogénico em crianças e adultos). Bone Marrow Transplant 2001;27:1-6.
156. De Gemmis P, Lapucci C, Bertelli M, Tognetto A, Fanin E, Vettor R, et al. A real-time PCR approach to evaluat adipogenic potential of amniotic fluid-derived human mesenchymal stem cells. Stem Cells Dev 2006;15:719-28
157. Takahashi K, Yamanaka S. Induction of pluripotent stem cells from mouse embryonic and adult fibroblast cultures by defined factors. Cell 2006;126:663-76.
158. Caplan AI. Células estaminais mesenquimais. J Orthop Res 1991;9:641-50
159. Bluteau G, Luder HU, De Bari C, Mitsiadis TA. Células estaminais para a engenharia dentária. Eur Cell Mater 2008;16:1-9.
160. Bongso A, Lee EH. Stem cells: From bench to bedside. 2ª ed. Singapura: World Scientific; 2005.
161. Ulmer FL, Winkel A, Kohorst P, Stiesch M. Stem Cells-rospects in dentistry (Células estaminais - perspectivas na medicina dentária). Sociedade de Medicina Dentária 2010;120:860-83
162. Arora V, Arora P, Munshi AK. Banco de células estaminais de dentes decíduos esfoliados humanos (SHED): Poupar para o futuro. J Clin Pediatr Dent 2009;33:289-94.
163. Sonoyama W, Liu Y, Fang D, Yamaza T, Seo BM, Zhang C, et al. Regeneração funcional de dentes em suínos mediada por células estaminais mesenquimais. PLoS One 2006;1:e79
164. De Bari C, Dell'Accio F, Tylzanowski P, Luyten FP. Células estaminais mesenquimais multipotentes da membrana sinovial humana adulta. Arthritis Rheum 2001;44:1928-42.
165. De Bari C, Dell'Accio F, Vanlauwe J, Eyckmans J, Khan IM, Archer CW, et al. Multipotência mesenquimal de células periosteais

humanas adultas demonstrada por análise de linhagem de célula única. Arthritis Rheum 2006;54:1209-21.

166. Jamal M, Chogle S, Goodis H, Karam SM. Células estaminais dentárias e o seu potencial papel na medicina regenerativa. J Med Sci 2011;4:53-61

167. Morsczeck C, Gotz W, Schierholz J, Zeilhofer F, Kuhn U, Mohl C, et al. Isolamento de células precursoras (PCs) do folículo dentário humano dos dentes do siso. Matrix Biol 2005;24:155-65.

168. Yokoi T, Saito M, Kiyono T, Iseki S, Kosaka K, Nishida E, et al Estabelecimento de células de folículo dentário imortalizadas para gerar ligamento periodontal in vivo. Cell Tissue Res 2007;327:301-11.

169. Miura M, Gronthos S, Zhao M, Lu B, Fisher LW, Robey PG, et al. SHED: Células estaminais de dentes decíduos esfoliados humanos. Proc Natl Acad Sci USA 2003;100:5807-12.

170. Shi S, Bartold PM, Miura M, Seo BM, Robey PG, Gronthos S. A eficácia das células estaminais mesenquimais na regeneração e reparação de estruturas dentárias. Orthod Craniofac Res 2005;8:191-9

171. Xiao, Li, e Masanori Nasu. "Da odontologia regenerativa à medicina regenerativa: progressos, desafios e potenciais aplicações das células estaminais orais". Stem Cells and Cloning: Advances and Applications 7 (2014): 89.

172. Academia Americana de Odontopediatria. Diretrizes sobre cuidados de saúde oral perinatais e infantis. Pediatr Dent. 2016;38(special issue):150–154.

173. Nowak AJ. Fundamentação para o momento da primeira avaliação oral. Pediatr Dent. 1997;19:8-11.

174. Warren JJ, Kramer KWO, Dawson DV, et al. Factores associados à cárie em crianças indígenas americanas muito jovens. J Dent Res. 2013;92(Edição Especial A):Resumo #2876.

175. Kanellis MJ, Damiano PC, Momany ET. Medicaid costs associated with the hospitalization of young children for restorative dental treatment under general anesthesia (Custos do Medicaid associados à hospitalização de crianças pequenas para tratamento

dentário restaurador sob anestesia geral). J Public Health Dent. 2000;60(1): 28-32.

176. Academia Americana de Odontopediatria. Diretriz clínica sobre avaliação e gestão do risco de cárie em bebés, crianças e adolescentes. Pediatr Dent. 2016;38(special issue):142–149.

177. Weber-Gasparoni, Karin. "Exame, diagnóstico e planeamento do tratamento do bebé e da criança pequena". Odontopediatria. Elsevier, 2019. 200-215.

178. Kramer M.S. & Kakuma R. (2012) Duração óptima do aleitamento materno exclusivo. Base de dados Cochrane de Revisões Sistemáticas (8), Art. No.: CD003517. doi: 10.1002/14651858.CD003517.pub2.

179. Wright C.M., Parkinson K. & Scott J. (2006) Breastfeeding in a UK urban context: who breastfeeds, for how long and does it matter. Public Health Nutrition 9, 686-691.

180. Thulier D. & Mercer J. (2009) Variables associated with breastfeeding duration. Journal of Obstetric, Gynecologic, and Neonatal Nursing 38, 259-268.

181. Spear H. (2006) Breast feeding behaviours and experiences of mães adolescentes. The American Journal of Maternal Child Nursing 31, 106-113.

182. Mitra A., Khoury A., Hinton A. & Carothers C. (2004) Predictors of breastfeeding intention among low income women. Matern Child Health Journal 8, 65-70

183. Nelson A. (2003) Transition to motherhood. Journal of Obstetric, Gynecologic & Neonatal Nursing 32, 465-477.

184. F.C. Neiva, D.M. Cattoni, J.L.A. Ramos, H. Issler, Desmame precoce: implicações para o desenvolvimento motor oral, J. Pediatr. 79 (2003) 7-12.

185. S.R. Pierotti, Aleitamento materno: influência na oclusão, hábitos e funções orais, Rev. Dent. Press Ortodon. Ortop. Facial 6 (2001) 91-98.

186. K. Carrascoza, R.F. Possobon, L.M. Tomita, A.B.A. Moraes, Consequências da amamentação com mamadeira para o desenvolvimento oral facial de crianças inicialmente amamentadas, Pediatr. J. 82 (2006) 395-397.

187. M. Sanchez-Molins, J. Grau Carbo' , C. ischeid Gaig, J.M. Ustrell Torrent, Estudo comparativo do crescimento craniofacial em função do tipo de lactação recebida, Eur. J. Paediatr. Dent. 11 (2010) 87-92.

188. D.C. Page, Breastfeeding is early functional jaw orthopedics (an introduction),
Funct. Orthod. 18 (2001) 24-27.

189. A. Lescano de Ferrer, T.B. Varela de Villalba, Efeito da sucção-engolimento
ação no desenvolvimento e crescimento orofacial, Rev. Fac. Cien. Med. Univ. Nac. Córdoba. 63 (2006) 33-37

190. DH Enlow, M.C. Hans, Essentials of Facial Growth, 2ª ed., Needham Press, Ann Arbor, MI, 2008.

191. M.L. Moss, A hipótese da matriz funcional revisitada. 2. O pólo de uma rede celular ligada ao osso, Am. J. Orthod. Dentofacial Orthop. 112 (1997)
221-226.

192. D. Drane, The effect of use of dummies and teats on orofacial development (O efeito do uso de chupetas e tetinas no desenvolvimento orofacial),
Breastfeed Rev. 4 (1996) 59-64.

193. K.G. Peres, M.R.O. Latorre, A. Sheiham, M.A. Peres, C.G. Victora, F.C. Barros, Influências sociais e biológicas no início da vida sobre a prevalência de mordida aberta em crianças brasileiras de 6 anos de idade, Int. J. Paediatr. Dent. 17 (2007) 41-49.

194. F.V. Ferreira, Ortodontia: diagno´ stico e planejamento clı'nico, 7ª ed., Artes
Me' dicas, Sa˜o Paulo, 2008.

195. K. Benkert, A eficácia da terapia miofuncional orofacial na melhoria da oclusão dentária, Int. J. Orofacial Myol. 23 (1997) 35-46.

196. M. Legovic, L. Ostric, The effects of feeding methods on the growth of the jaws in infants, ASDC J. Dent. Criança 58 (1991) 253-255.

197. Thomaz, Erika Bárbara Abreu Fonseca, Maria Cristina Teixeira Cangussu, e Ana Marlúcia Oliveira Assis. "Aleitamento materno, hábitos bucais parafuncionais e má oclusão em adolescentes: uma

análise multivariada." International journal of pediatric otorhinolaryngology 76.4 (2012): 500-506.

198. A. Lescano de Ferrer, T.B. Varela de Villalba, Efeito da sucção-engolimento
ação no desenvolvimento e crescimento orofacial, Rev. Fac. Cien. Med. Univ. Nac.
Córdoba. 63 (2006) 33-37.

199. D. Viggiano, D. Fasano, G. Monaco, L. Strohmenger, Breast feeding, bottle feeding, and non-nutritive sucking; effects on oclusion in deciduous dentition, Arch. Dis. Child 89 (2004) 1121-1123.

200. J.S. Diouf, P.I. Ngom, A. Badiane, B. Cisse, C. Ndoye, K. Diop-Ba, et al., Influence of the mode of nutritive and non-nutritive sucking on the dimensions of primary dental arches, Int. Orthod. 8 (2010) 372-385.

201. K.G. Peres, A.J. Barros, M.A. Peres, C.G. Victora, Efeitos do aleitamento materno e da
hábitos de sucção na má oclusão num estudo de coorte de nascimentos, Rev. Saude Publica 41
(2007) 343-350.

202. Nainar, S. M., e Shamsia Mohummed. "Aconselhamento dietético durante a consulta de saúde oral do bebé". Odontopediatria 26.5 (2004): 459-462.

203. Academia Americana de Odontopediatria. Política sobre recomendações dietéticas para bebés, crianças e adolescentes. Pediatr Dent. 2002;24(7):26.

204. Academia Americana de Pediatria. Aleitamento materno e utilização de leite humano. Pediatrics. 1997;100:1035-1039.

205. Gillman MW, Rifas-Shiman SL, Camargo CA Jr, et al.
Risk of overweight among adolescents who were breastfed as infants. J Am Med Assoc. 2001;285:2461-2467.

206. Academia Americana de Odontopediatria. Política sobre a cárie dentária do biberão (BBTD)/Cárie Precoce da Infância (ECC). Pediatr Dent. 2002;24(7):23.

207. Kaste LM, Gift HC. Alimentação inadequada de bebés com biberões: Situação do objetivo "Healthy People 2000". Arch Pediatr Adolesc Med. 1995;149:786-791.

208. Sheikh C, Erickson PR. Avaliação das alterações do pH da placa bacteriana após enxaguamento oral com oito fórmulas infantis. Pediatr Dent. 1996;18:200-204.
209. Bowen WH, Pearson SK, Rosalen PL, Miguel JC, Shih AY. Avaliação do potencial cariogénico de algumas fórmulas para lactentes, leite e soluções açucaradas. J Am Dent Assoc. 1997;128:865-871.
210. Valaitis R, Hesch R, Passarelli C, Sheehan D, Sinton J. A systematic review of the relationship between breastfeeding and Early Childhood Caries (Uma revisão sistemática da relação entre o aleitamento materno e as cáries na primeira infância). Can J Public Saúde. 2000;91:411-417.
211. Reisine ST, Psoter W. Socioeconomic status and selected behavioral determinants as risk factors for dental caries. J Dent Educ. 2001;65:1009-1016.
212. Academia Americana de Odontopediatria. Diretrizes sobre a terapia com flúor. Pediatr Dent. 2002;24(7):66-67.
213. Academia Americana de Pediatria. O uso e o abuso de sumos de fruta em pediatria. Pediatrics. 2001;107:1210-1213.
214. Marshall TA, Levy SM, Broffitt B, Eichenberger-Gilmore JM, Stumbo PJ. Patterns of beverage consumption during the transition stage of infant nutrição. J Am Diet Assoc. 2003;103:1350-1353.
215. Burt BA, Pai S. Consumo de açúcar e risco de cárie: A systematic review. J Dent Educ. 2001;65:1017-1023.
216. Kazal LA Jr. Prevention of iron deficiency in infants and toddlers (Prevenção da deficiência de ferro em bebés e crianças pequenas). Am Fam Physician. 2002;66:1217-1224.
217. Academia Americana de Pediatria. Dieta da criança pequena. Disponível em: http://www.medem.com/search. Acedido em 12 de novembro de 2003.
218. Qureshi S, Mink R. Aspiração de snacks de gel de fruta. Pediatrics. 2003;111:687-689.
219. Associação Médica Americana. Preventing common household accidents (Prevenção de acidentes domésticos comuns). Disponível

em: http://www. medem.com/search. Acedido em 12 de novembro de 2003.

220. Academia Americana de Odontopediatria. (2004). Política sobre
o domicílio dentário. Conselho de Assuntos Clínicos. Obtido em 20 de agosto de 2007, de http:// www.aapd.org/media//Policies_ Guidelines/P_ DentalHome.pdf

221. Nowak, Arthur J., e Paul S. Casamassimo. "The dental home: a primary care oral health concept." The Journal of the American Dental Association 133.1 (2002): 93-98.

222. Babu, KL Girish, e G. M. Doddamani. "Casa dentária: Odontologia centrada no paciente". Jornal da Sociedade Internacional de Odontologia Preventiva e Comunitária 2.1 (2012): 8.

223. Buckler JMH. A reference manual of growth and development. 2nd
ed. Oxford: Blackwell Science; 1974.

224. Sarrell, E. Michael, et al. "Parents' and medical personnel's beliefs about infant teething." Patient education and counseling 57.1 (2005): 122-125.

225. Swann IL. Complicações na dentição, um equívoco persistente. Pós-graduação
Med J 1979;55:24-5.

226. Tanasen A. Efeitos gerais e locais da erupção de árvores de folha caduca
dentes. Ann Paediatr Fenn 1968;14(Suppl. 29):1-40.

227. Macknin ML, Piedmonte M, Jacobs J, Skibinski C. Sintomas associados
com a dentição do bebé: um estudo prospetivo. Pediatria 2000;105:747-52.

228. Kravitz H, Emanuel B, Kasper J, Neyhus A. Teething in infancy: a part
do desenvolvimento normal. Illinois Med J 1977;151:261-6.

229. Frank J, Drezner J. A dentição em bebés está associada a febre ou a outros sintomas?
sintomas? J Fam Pract 2001;50:257.

230. King DL. A dentição revisitada. Pediatr Dent 1994;16:179-82.

231. Wake M, Hesketh K, Lucas J. Teething and tooth eruption in infants: a
estudo de coorte. Pediatrics 2000;106:1374-9.
232. Wake M, Hesketh K, Allen M. Parents beliefs about infant teething: a
inquérito aos pais australianos. J Paediatr Child Health 1999;35:446-9.
233. Johnson, Chris Plauché e Peter A. Blasco. "Crescimento e desenvolvimento infantil". Pediatria em revisão 18 7 (1997): 224-42
234. Johnson, Chris Plauché e Peter A. Blasco. "Crescimento e desenvolvimento infantil". Pediatria em revisão 18 7 (1997): 224-42 .
235. Nowak, Arthur J., e John J. Warren. "Saúde oral infantil e hábitos orais". Pediatric Clinics of North America 47.5 (2000): 1043-1066.
236. Silva, Mihiri, e David Manton. "Hábitos orais - parte 1: os efeitos dentários e a gestão da sucção nutritiva e não-nutritiva." Journal of Dentistry for Children 81.3 (2014): 133-139.
237. Harding C. An evaluation of the benefits of nonnutritive sucking for premature infants as described in the literature. Arch Dis Child 2009;94:636-40.
238. Adair SM. Uso de chupeta em crianças: uma revisão da literatura recente. Pediatr Dent 2003;25:449-58.
239. Cinar DN. As vantagens e desvantagens do uso da chupeta. Contemp Nurse 2004;17:109-12.
240. Pinelli J, Symington A. Sucção não-nutritiva para promover a estabilidade fisiológica e a nutrição em bebés prematuros. Cochrane Database Syst Rev 2005:4.
241. Pollard K, Fleming P, Young J, Sawczenko A, Blair P. Night-time non-nutritive sucking in infants aged 1 to 5 months: relationship with infant state, breast-feeding, and bed-sharing versus room sharing. Early Hum Dev 1999;56:185-204
242. Luz CLF, Garib DG, Arouca R. Associação entre duração do aleitamento materno e retrusão mandibular: um estudo transversal em crianças na dentição mista. Am J Orthod Dentofacial Orthop 2006;130:531-4.

243. Warren JJ, Bishara SE. Duração dos comportamentos de sucção nutritiva e não-nutritiva e os seus efeitos nas arcadas dentárias na dentição primária. Am J Orthod Dentofacial Orthop 2002;121:347-56.
244. Romero CC, Scavone-Junior H, Garib DG, CotrimFerreira FA, Ferreira RI. Padrões de aleitamento materno e sucção não nutritiva relacionados à prevalência de mordida aberta anterior na dentição decídua. J Appl Oral Sci 2011;19:161-8.
245. Sanchez-Molins M, Grau Carbo J, Lischeid Gaig C, Ustrell Torrent JM. Estudo comparativo do crescimento craniofacial em função do tipo de lactação recebida. Eur J Paediatr Dent 2010;11:87-92.
246. Viggiano D, Fasano D, Monaco G, Strohmenger L. Aleitamento materno, aleitamento com biberão e sucção não-nutritiva; efeitos na oclusão na dentição decídua. Arch Dis Child 2004;89:1121-3.
247. Viggiano D, Fasano D, Monaco G, Strohmenger L. Aleitamento materno, biberão e sucção não-nutritiva; efeitos na oclusão na dentição decídua. Arch Dis Child 2004;
248. Charchut SW, Allred EN, Needleman HL. The effects of infant feeding patterns on the oclusion of the primary dentition (Os efeitos dos padrões de alimentação infantil na oclusão da dentição decídua). J Dent Child 2003;70: 197-203.
249. NHMRC (Conselho Nacional de Saúde e Investigação Médica). Diretrizes para a alimentação dos bebés: Resumo. Canberra, Austrália: Conselho Nacional de Saúde e Pesquisa Médica; 2013.
250. Organização Mundial de Saúde. Nutrição de bebés e crianças pequenas. Estratégia global para a alimentação de lactentes e crianças jovens. 2002.
251. Duncan K, McNamara C, Ireland AJ, Sandy JR. Sucking habits in childhood and the effects on the primary dentition: findings of the Avon Longitudinal Study of Pregnancy and Childhood. Int J Paediatr Dent 2008;18:178-88.
252. Bishara SE, Warren JJ, Broffitt B, Levy SM. Changes in the prevalence of nonnutritive sucking patterns in the first 8 years of life (Mudanças na prevalência de padrões de sucção não-nutritivos nos primeiros 8 anos de vida). Am J Orthod Dentofacial Orthop 2006;130:31-6

253. Comité de Assuntos Clínicos da Academia Americana de Odontopediatria, Subcomité de Desenvolvimento da Dentição, Conselho de Assuntos Clínicos. Diretrizes sobre a gestão da dentição em desenvolvimento e oclusão em odontopediatria. Pediatr Dent 2008;30:184-95.

254. Bell RA, Dean JA, McDonald RE, Avery DR. Gerir a Oclusão em Desenvolvimento. In: Dean JA, Avery DR, McDonald RE, eds. McDonald and Avery's Dentistry for the Child and Adolescent (Medicina Dentária para a Criança e o Adolescente de McDonald e Avery). 9ª ed., St. Louis, Mo: Mosby Elsevier; 2011:572-8.

255. Miller WR, Rollnick S. Motivational Interviewing (Entrevista Motivacional). Preparando as pessoas para a mudança. 2nd edn. Nova Iorque: The Guilford Press, 2002.

256. Schatman ME, Shapiro H, Hernández-Nuño de la Rosa MF, Huot V. Brief Motivational Interventions: Estratégias para a gestão bem sucedida de pacientes dentários complexos e não aderentes. Dent Clin North Am. 2020 Jul;64(3):559-569. doi: 10.1016/j.cden.2020.02.005. Epub 2020 Abr 16. PMID: 32448459.

257. Saunders B, Wilkinson C, Phillips M. The impact of a brief motivational intervention with opiate users attending a methadone programme. Addiction 1995;90(3): 415-24.

258. Stephens RS, Roffman RA, Curtin L. Comparação de tratamentos prolongados versus tratamentos breves para o consumo de marijuana. J Consult Clin Psychol 2000;68(5):898-908.

259. Stotts AL, Schmitz JM, Rhoades HM, et al. Entrevista motivacional com pacientes com dependência de cocaína: um estudo piloto. J Consult Clin Psychol 2001;69(5):858-62.

260. Fischer B, Russell C, Sabioni P, et al. Diretrizes para o consumo de cannabis de baixo risco: uma atualização exaustiva das provas e recomendações. Am J Public Health 2017;107(8):e1-12.

261. Russell C, Rueda S, Room R, et al. Rotas de administração para o consumo de canábis - prevalência básica e resultados de saúde relacionados: uma revisão e síntese de escopo.Int J Drug Policy 2018;52:87-96

262. Schulz-Katterbach MS, Imfeld T, Imfeld C. Cannabis and caries - does regular cannabis use increase the risk of caries in cigarette smokers? Schweiz Monatsschr Zahnmed 2009;119:576-83.

263. Darling MR, Arendorf TM. Effects of cannabis smoking on oral soft tissues (Efeitos do consumo de canábis nos tecidos moles orais). Community Dent Oral Epidemiol 1993;21:78-81.

264. Darling MR, Arendorf TM, Coldrey NA. Efeitos do consumo de canábis no transporte oral de cândida. J Oral Pathol Med 1990;19:319-21

265. Zhang ZF, Morgenstern H, Spitz M, et al. Marijuana use and increased risk of squamous cell carcinoma of the head and neck. Cancer Epidemiol Biomarkers Prev 1999;8:1071-8.

266. Antoniazzi R, Zanatta FB, Ro¨sing CK, et al. Associação entre periodontite e o uso de crack e outras drogas ilícitas. J Periodontol 2016;87(12):1396-405.

267. Cury PR, Araujo S2, das Grac,as Alonso Oliveira M, et al. Associação entre lesões na mucosa oral e dependência de crack e cocaína em homens: um estudo transversal. Environ Sci Pollut Res Int 2018;25(20):19801-7.

268. Brand H1, Gonggrijp S, Blanksma CJ. Cocaína e saúde oral. Br Dent J 2008;204(7):365-9.

269. Venker D. Crystal methamphetamine and the dental patient (Metanfetamina cristal e o paciente dentário). Iowa Dent J 1999; 85(4):34.

270. Shaner JW. Cáries associadas ao abuso de metanfetaminas. J Mich Dent Assoc2002;84(9):42-7.

271. Curtis EK. Meth mouth: a review of methamphetamine abuse and its oral manifestations.Gen Dent 2006;54(2):125-9.

272. Richards JR, Brofeldt BT. Patterns of tooth wear associated with methamphetamine use (Padrões de desgaste dentário associados ao consumo de metanfetaminas). J Periodontol 2000;71:1371-4.

273. Smart RJ, Rosenberg M. Abuso de metanfetaminas: considerações médicas e dentárias. J Mass Dent Soc 2005;54(2):44-6, 48-49.

274. Chang YP, Compton P, Almeter P, et al. O efeito da entrevista motivacional na adesão aos opiáceos prescritos entre adultos mais velhos com dor crónica. Perspect Psychiatr Care 2015;51:211-2119.

275. Spoelstra SL, Schueller M, Hilton M, et al. Intervenções que combinam entrevista motivacional e comportamento cognitivo para promover a adesão à medicação: uma revisão da literatura. J Clin Nurs 2014;24:1163-73.

276. Sullivan MD, Turner JA, DiLodovico C, et al. Apoio à redução gradual de opiáceos prescritos para doentes ambulatórios com dor crónica: um ensaio controlado aleatório. J Pain 2017;18(3):308-18.

277. Hersh EV, Ciancio SG, Kuperstein AS, et al. An evaluation of 10 percent and 20 percent benzocaine gels in patients with acute toothaches: efficacy, tolerability and compliance with label dose administration diretions. J Am Dent Assoc 2013;144(5):517-26.

278. Wong YJ, Keenan J, Hudson K, et al. Medicamentos analgésicos opióides, AINEs e OTC para procedimentos dentários: Achados da Rede PEARL. Compend Contin Educ Dent 2016;37(10):710-8.

279. McCauley JL, Gilbert GH, Cochran DL, et al. Utilização do programa de monitorização de medicamentos sujeitos a receita médica: Resultados do National Dental PBRN. JDR Clin Trans Res 2019;4(2):178-86.

280. Tompach PC, Wagner CL, Sunstrum AB, et al. Investigação de um protocolo de prescrição de opiáceos após procedimentos de extração de terceiros molares. J Oral Maxillofac Surg 2019;77(4):705-14.

281. Reichl RB, Dailey JC. Intraoral bodypiercing: um relato de caso. Gen Dent 1996;44(4): 346-7.

282. Baum MS. Uma questão de piercing. Health State 1996;14(3):14-9.

283. Scully C, Chen M. Tongue piercing (oral body art). Br J Oral Maxillofac Surg 1994;32 (1):37-8.

284. Armstrong ML, Ekmark E, Brooks B. Body piercing: promoting informed decision making. J Sch Nurs 1995;11(2):20-5.

285. Price, Shelia S., e Maurice W. Lewis. "Piercing corporal envolvendo sítios orais". The Journal of the American Dental Association 128.7 (1997): 1017-1020.
286. Academia Americana de Odontopediatria. Periodicidade do exame, serviços dentários preventivos, orientação/aconselhamento antecipado e tratamento oral para bebés, crianças e adolescentes. The Reference Manual of Pediatric Dentistry (Manual de Referência de Odontopediatria). Chicago, Illinois: Academia Americana de Odontopediatria; 2021:241-51.

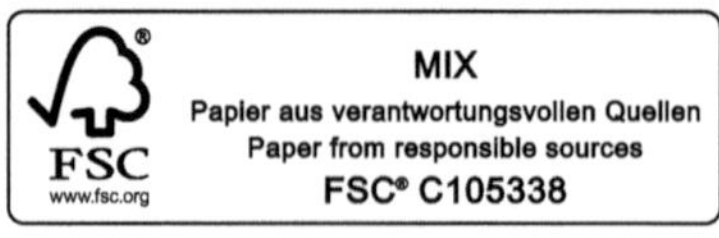

Printed by Books on Demand GmbH, Norderstedt / Germany